AF537572

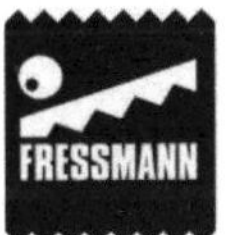
FRESSMANN

Über das Buch

Der Hamburger Musiker Wolfgang Müller litt jahrelang unter einer Angststörung, bevor er eine neuartige Technik dagegen ausprobierte:

STRUDIA – **Stru**kturierte, **di**sziplinierte **A**bgrenzung. Eine Methode, die in dieser Form einzigartig ist: Kampfkunst für den Kopf. STRUDIA basiert auf Visualisierung, einer Technik, bei der Resultate nicht durch Erkenntnisgewinn, sondern durch die Arbeit mit inneren Bildern erzielt werden. In Rückblenden und anhand zahlreicher Beispiele erzählt Wolfgang Müller die Geschichte von STRUDIA – und die seiner eigenen Genesung, von der ersten Panikattacke bis hin zur vollständigen Beschwerdefreiheit.

Über den Autor

Wolfgang Müller, Jahrgang 1975, lebt seit vielen Jahren als freier Musiker, Lyriker und nun auch Autor mit Frau und Kindern in Hamburg, betreibt sein kleines Verlags-Label ‚Fressmann' aus Leidenschaft und ist Mitbegründer der Kinderlied-Reihe ‚Unter meinem Bett'.

WOLFGANG MÜLLER

STRUDIA

KAMPFKUNST FÜR DEN KOPF

Lektorat: Tino Hanekamp
Korrektorat: Jonas Westhoff
Illustrationen: Jules Wenzel

ISBN Taschenbuch: 978-3-00-078334-0
ISBN E-Book: 978-3-00-078335-7
ISBN Hörbuch: 978-3-00-078336-4

Druck und Distribution im Auftrag des Verlags:
FRESSMANN Books, Wolfgang Müller, Juliusstraße 18,
22769 Hamburg, Germany

Für Anna,

die mir in unzähligen Gesprächen geduldig
ihre Kampfkunst für den Kopf erklärt hat.
Ohne Dich würde es dieses Buch nicht geben.

Die Ehre gebührt Dir.

TRACKLIST

INTRO

Dieses Buch handelt von Angst – und von einer Technik, mit der man sie bezwingen kann. Ich beschreibe eine Methode, mit deren Hilfe ich diesen Schatten, der mich jahrelang begleitet hat, abschütteln konnte. Als ich mit dem Schreiben anfing, wusste ich bereits aus Erfahrung, dass das Thema ‚Angst' bei vielen Menschen immer noch Beklemmungen auslöst – was schade ist, denn ich für meinen Teil könnte den ganzen Tag darüber sprechen, ohne mich auch nur einmal schlecht dabei zu fühlen. Weder habe ich mir meine Angststörung ausgesucht, noch ist sie ein Zeichen mentaler Schwäche. Sie ist lediglich ein Handicap.

Wenn ich jedoch Freunden und Bekannten erzählte, womit ich mich so herumschlug, war die Reaktion häufig ein zwar wohlmeinendes, aber etwas betretenes, verbales Schulterklopfen. „Wird schon wieder", „Ja Mann, das ist ja doof" oder auch „Du, ich wünsche dir ganz viel Kraft", waren die häufigsten Floskeln. Bei einem gebrochenen Bein hätten sie mit einem Kasten Bier an meinem Krankenbett gestanden und Genesungswünsche auf meinen Gips gekritzelt. Allerdings konnte ich sie auch verstehen. Ich litt wie ein Hund an einer mysteriösen Krankheit. Angst ist das psychische Äquivalent zu radioaktiver Strahlung – unsichtbar und ungreifbar, aber mit einer verheerenden Wirkung auf die Gesundheit. Damit durfte man als Außenstehender auch mal überfordert sein.

Auf der Suche nach einer Lösung für mein Problem probierte ich alles aus, was üblicherweise zur Angstbewältigung empfohlen wird: Gesprächstherapie, Sport, Körperarbeit, Yoga, Gespräche mit Freunden, Ablenkung, Atemübungen – die Liste ist lang und keineswegs vollständig. Medikamente allerdings lehnte ich ab. Ich wollte jederzeit genau wissen, wie es mir wirklich geht, auch wenn die Antwort ‚richtig schlecht' lautete.

Alles andere zog ich konsequent durch. Und natürlich wurde dadurch einiges besser. Es war zum Beispiel äußerst hilfreich, im Rahmen einer Therapie herauszufinden, *warum* ich so viele Ängste hatte (Spoiler: wegen früher). Aber dieses Wissen allein änderte nichts. Und gelegentlich wunderte ich mich, dass ich zwar immer besser verstand, was in mir vorging, meine Angst aber mehr oder weniger dieselbe blieb. Das konnte doch unmöglich das Endergebnis sein.

Ich fragte mich: War eine Therapie nicht dazu da, dass sich wirklich etwas änderte, und nicht nur, um zu verstehen, warum sich nichts ändern würde? Mir war klar, dass es dabei um Selbsterkenntnis und Akzeptanz ging, und nicht um Selbstoptimierung, aber ein bisschen mehr Seelenfrieden hätte meiner Meinung nach nicht geschadet. Umso beeindruckender war dann die Erfahrung einer Besserung. Einer Genesung. Und die verdanke ich STRUDIA.

Meine Freundin Anna hat STRUDIA vor vielen Jahren für sich entwickelt und seitdem genutzt – lange bevor sie mir das erste Mal davon erzählte, und ohne einen Namen für das zu haben, was sie da tat. Und als meine Angst mich in die Finger bekam und nicht mehr loslassen wollte, hat sie ihr Geheimnis mit mir geteilt. Wenn ich also in diesem Buch meinen Erkenntnisprozess beschreibe, könnte der Eindruck entstehen, dass das alles meine Geistesblitze waren, aber dieser Eindruck täuscht.

Anna hat sich STRUDIA ausgedacht und ihre Ideen an mich weitergegeben, und ich habe das, was ich daraus mitnehmen konnte, lediglich in Worte gefasst und systematisiert. Mit einigen STRUDIA-Techniken bin ich an anderer Stelle in Berührung gekommen, und somit sind es im Grunde genommen zwei Geschichten, die ich hier aufschreibe – die meiner Suche nach einer Lösung für mein Angstproblem und die Geschichte von Annas einzigartiger

Methode, die alles geändert hat. Aber auf Annas Wunsch hin und aus dramaturgischen Gründen erzähle ich beide Geschichten wie eine, und ausschließlich aus meiner Perspektive.

STRUDIA ist eine wirkungsvolle Technik, um Ängste, Zwangsgedanken und andere nervige Dinge in den Griff zu bekommen. In diesem Buch geht es um Angst, aber ich habe STRUDIA auch bei vielen anderen Themen erfolgreich eingesetzt. Das zugrundeliegende Konzept ist nicht neu und nennt sich Visualisierung. Aber obwohl Visualisierung so einfach, so naheliegend und so mächtig ist, hat es Jahre gedauert, bis ich das erste Mal davon hörte. Und den meisten Menschen, denen ich seitdem begeistert davon erzähle, geht es ähnlich. Kaum jemand kennt diese Technik.

Wie kann das sein? Wieso wird Visualisierung nicht bereits im Kindergarten gelehrt, wenn sie doch so einfach und gleichzeitig so wirkungsvoll ist?

Ich fürchte, ich weiß warum. Besonders in Deutschland gilt logisches Denken immer noch als der einzig richtige Weg, um ein Problem zu lösen. Wenn man es *vernünftig* machen will, dann mit Sinn und Verstand. Je ernster das Problem, desto wissenschaftlicher das Vorgehen. Und wenn wir dabei von Dingen wie Herzchirurgie oder Atomkraftwerken reden, finde ich diese Herangehensweise auch sehr beruhigend und durchaus begrüßenswert.

Aber ich stellte fest, dass logisches Denken bei allem, was mein Seelenleben betraf, nur begrenzt hilfreich war. Eine gute Bilderarbeit war hier oft viel wirkungsvoller. Häufig besserte sich mein Befinden während einer Visualisierung schlagartig, und manchmal lösten sich hartnäckige emotionale Blockaden innerhalb kürzester Zeit in Luft auf. Ich war bisweilen geradezu empört darüber, wie schnell und mühelos mein seelisches Gleichgewicht dadurch wiederhergestellt wurde. Ich wollte von ein paar Leuten mein Geld zurück.

Mir persönlich ist so etwas wie STRUDIA noch nie zuvor begegnet, und das ist der Grund, warum ich dieses Buch schreibe. Ich möchte diesen Schatz, der mit mir geteilt wurde, nun meinerseits mit der Welt teilen. Und bei der Gelegenheit einmal den Pfad nachzeichnen, der mich aus diesem finsteren Tal herausgeführt hat. Für den Fall, dass ich mal wieder alles vergesse. Eine Straßenkarte, damit ich beim nächsten Mal, wenn nichts mehr geht, weiß, welche Ausfahrt ich nehmen muss. Wäre die Geschichte meiner Angststörung ein Album, wäre dies die Review.

Die Sterne darfst du vergeben.

SICHERHEITSHINWEIS

Vorweg ein wichtiger Hinweis: Auch wenn ich STRUDIA für eine äußerst wirkungsvolle Technik halte, muss ich an dieser Stelle ganz deutlich sagen: STRUDIA kann professionelle Hilfe bei seelischen Problemen nicht ersetzen. Angststörungen, Depressionen, Traumata und alles, was sonst noch so in der ‚Kiste des Schreckens' lauert, bedürfen psychologischer Betreuung und Behandlung. Eine Therapie ist alternativlos, um der Ursache von psychischen Problemen auf den Grund zu gehen. Daran führt kein Weg vorbei. Das gilt besonders für diejenigen, die sich noch nie zuvor mit ihrem Innenleben beschäftigt haben. Wer starke seelische Schmerzen hat oder gar unter einer posttraumatischen Belastungsstörung (PTBS) leidet, sollte nicht allein drauflos visualisieren, sondern zunächst nur in Begleitung.

Formal ist STRUDIA lediglich ein persönlicher Erfahrungsbericht. Ich habe keinerlei psychologische

Ausbildung und bin weder Coach noch Therapeut. Darum kann ich auch keine Garantie für die Richtigkeit, Ungefährlichkeit oder Wirksamkeit der von mir beschriebenen Methode geben. Es ist wichtig, das im Hinterkopf zu behalten, wenn du dieses Buch liest. Im Zweifelsfall wende dich bitte vorher an einen ausgebildeten Therapeuten oder eine Beratungsstelle.

Am Ende des Buches habe ich einige Adressen und Telefonnummern zusammengestellt, die erste Hilfe in der Not bieten. Zögere nicht, diese zu nutzen, wenn du das Gefühl hast, Hilfe zu benötigen. Auch wenn ich später noch erzählen werde, wie wichtig es ist, seine innere Verfassung möglichst positiv darzustellen, solltest du immer auf dein Gefühl hören, das dir sagt, wie es dir geht. Wenn dir dein Gefühl sagt: „Es geht mir schlecht und ich brauche Hilfe“, dann bügele es nicht weg mit einem „Stell dich nicht so an“. Hol dir Hilfe! Ich habe in meinen dunkelsten Stunden mehrfach den Notruf gewählt, und niemand hat mir je übelgenommen, dass ich dann doch nicht gestorben bin. Die ganze Welt will dir helfen. Du musst sie nur lassen.

DER ANFANG VOM ENDE

Wie viele andere, die in eine Angststörung rutschen, hatte ich bei meiner ersten Panikattacke keine Ahnung, was mit mir geschah. Ich hatte starke Schmerzen in der Brust, Atemnot und Schwindel und rief den Notarzt. Nachdem die Klinik einen Herzinfarkt ausgeschlossen hatte, nahm ich an, ich wäre aufgrund des Weltgeschehens eben etwas überreizt. Als sich die Anfälle häuften, beschlich mich der Verdacht, dass grundsätzlich irgendwas mit mir nicht stimmen könnte, aber ich hatte keine Idee, was.

Wäre ich vermögend gewesen, hätte ich einen Babysitter engagieren und in eine schnell herbeiorganisierte Klinik gehen können, um wieder einen Fuß auf den Boden zu bekommen. Aber dummerweise war ich weder reich noch privat versichert, und das hat sich bis heute nicht geändert. Wenn ich nicht arbeite, gibt es kein Geld – ein Komplettausfall war also keine Option. Meine Rücklagen bestanden aus ein paar Musikinstrumenten und ein paar

Euro auf dem Konto. Das war's. Nichts, womit man zwei oder drei Monate in eine Klinik hätte gehen können, abgesehen davon, dass mich die Aussicht auf so einen Aufenthalt schreckte.

Auch an eine ambulante psychologische Betreuung war kurzfristig nicht zu denken. Jeder, der schon mal in einer seelischen Ausnahmesituation war, kennt das Problem: Gerade dann, wenn man am dringendsten Unterstützung benötigt, ist es oft sehr schwierig, diese zeitnah zu erhalten. Abgesehen davon, dass es in Deutschland viel zu wenige Therapieplätze gibt, muss ja auch der Alltag weitergehen, Panikattacke hin, Depression her. Eltern können ein Lied davon singen, alleinerziehende Mütter ganze Opern. Wer keine familiäre Unterstützung hat, wessen Eltern zu alt sind oder zu weit weg wohnen, wer selbständig ist oder freiberuflich, der ist im Krankheitsfall auf sich allein gestellt.

Dazu kam, dass mich meine Angststörung wie aus dem Nichts erwischt hatte. Es dauerte eine Ewigkeit, bis ich überhaupt nur begriff, dass ich an einer Angststörung litt. Ich sah mich eher als besorgter Bürger. Zudem war ich so reflektiert, dass es mir undenkbar erschien, etwas derart Grundlegendes übersehen zu haben. Klar, ich hatte viele Ängste, aber eine Angst*störung*? Das erschien mir doch etwas arg weit hergeholt. Dass ich vor lauter Panik oft nachts zitternd im Bett lag, nicht schlafen konnte und mich auf der Straße bewegte wie in einem Kriegsgebiet? Fühlte sich normal an. Tatsächlich glaubte ich lange Zeit, dass es mehr oder weniger jedem so ergeht. Allerdings konnte ich irgendwann nicht mehr leugnen, dass ich ein kleines Problem hatte.

Und was macht man bei einem kleinen Problem? Genau, man liest ein paar Ratgeber. So auch ich. Und da waren durchaus gute Tipps dabei. Oft aber waren die Bücher zu ausschweifend und die Verhaltensvorschläge so zahlreich, dass ich, wenn ich wieder im Tunnel war, mich an keinen einzigen konkret erinnern konnte. Oder ich konnte mich mit dem Autor oder der Autorin nicht wirklich identifizieren. Es schien mir dann so, als ob die beschriebenen Techniken vielleicht gegen *deren* Angst helfen könnten – doch gegen meine *spezielle* Form der Angst leider nicht.

Außerdem wirkten diese Ratgeber oft etwas überambitioniert, mit einem Hilfsangebot wie die Speisekarte eines Restaurants, auf der so viele Gerichte stehen, dass man sich nicht entscheiden kann, was man bestellen soll, obwohl man vor Hunger fast stirbt. Sollte ich nun mit der Angst reden oder sie ignorieren? Meditieren, spazieren gehen, Freunde treffen, Sport treiben, rebellieren, radikales Draufgängertum praktizieren, freundliche Akzeptanz üben, Yoga machen, Körperarbeit verrichten oder Atemübungen durchführen? All diese einander teilweise widersprechenden Empfehlungen aus diversen Ratgebern buhlten um meine Gunst und versuchten, mich von ihrer Wirksamkeit zu überzeugen. Aber ich hatte weder die Kraft noch die Aufmerksamkeit, mich durch diesen Dschungel an Hilfsangeboten zu kämpfen. Schließlich war ich voll und ganz damit beschäftigt, Angst zu haben. Mir gingen die Ideen aus: Es schien nichts zu geben, was wirklich helfen könnte.

Viele Menschen, die ihre Angststörung überwunden haben, erzählen oft von einem entscheidenden Aha-Erlebnis. Von der einen Methode, die alles veränderte. Für mich war das STRUDIA. *Eine* Technik, auf die ich jederzeit zurückgreifen konnte, auch wenn sonst nichts mehr ging. *Ein* Werkzeug, um die Kontrolle über meine Angst zurückzuerlangen. Die einzelnen Zutaten sind nicht neu, doch STRUDIA ist mehr als die Summe ihrer Teile. Es ist wie mit Musik: Ein Song kann ausschließlich aus bekannten Akkorden bestehen und trotzdem ein Hit werden. Dieser Song ist von Anna und mir.

Vielleicht gefällt er dir ja.

Ich fang mal an.

DOKTOR GOOGLE

Ich bin auf dem Weg zum Einkaufen. An der Ecke treffe ich Johnny, der mich ungefragt begleitet. Drei Meter groß und mit grünem, zotteligem Fell, trottet er neben mir her und pfeift fröhlich vor sich hin. Ich werfe ihm einen genervten Blick zu, aber er ist bester Laune und scheint es nicht einmal zu bemerken.

„Na!“, strahlt er mich an. „Wie geht's?“

„Ok“, lüge ich. In Wirklichkeit geht es mir heute nicht besonders gut. Seit den frühen Morgenstunden fühle ich mich kränklich, habe undefinierbare Körperschmerzen und einen leichten Druck auf der Brust.

Johnny trippelt neben mir her und plaudert weiter auf mich ein.

„Also, jetzt mal im Ernst: Wie geht's?“

Ich atme genervt aus.

„Gut“, zische ich. „Sagte ich doch gerade.“

Er wirft mir einen prüfenden Blick zu.

„Aha“, sagt er betont beiläufig.

Ich ignoriere ihn und gehe etwas schneller, aber er schließt sofort auf.

„Solltest du nicht vielleicht etwas langsamer gehen?“, fragt er mit gespielter Unschuld. „Ich meine, wegen diesem Druck auf deiner Brust.“

Ich bleibe stehen und starre ihn an.

„Was zum Teufel soll das denn jetzt wieder heißen?“

Johnny verdreht die Augen und spielt mit einem Stethoskop, das plötzlich um seinen Hals hängt.

„Na komm schon, du weißt doch, was das heißen soll“, murmelt er vielsagend.

„Nein, das weiß ich nicht!“

„Doch, das weißt du. Das da“, er tippt mir auf die Brust, „könnte eine Lungenembolie sein.“

Ich atme tief aus. Jetzt bloß nicht wütend werden.

„Das ist äußerst unwahrscheinlich“, erwidere ich so ruhig wie möglich.

Johnny setzt mir ungefragt das Stethoskop auf die Brust. „Ich höre dich lieber mal ab“, brummt er.

Wütend schlage ich den kleinen Metallknopf weg.

„Bist du jetzt total bescheuert?“, fauche ich. „Du bist nicht mein Arzt!“

Er mustert mich pikiert.

„Ach ja? Wäre ich aber gern. Ich glaube nämlich ehrlich gesagt, dass du es nicht mehr lange machst.“

Er tritt so dicht an mich heran, dass sein Fell an meinem Ohr kitzelt.

„Ich habe da nämlich gerade ganz seltsame Geräusche in deiner Lunge gehört. Da war so ein Rasseln, ganz unüblich. Hörst du das nicht auch, wenn du atmest? Dieses leise Pfeifen? Also, ich sage dir, normal ist das nicht. Könnte ein Tumor sein. Nur damit du Bescheid weißt."

Er steckt sein Stethoskop in die Seitentasche eines Arztkittels, den er vor einer Minute noch nicht getragen hat. Wie macht er das nur immer?

„Ich weiß nur, dass ich mir diesen Schwachsinn nicht länger anhören werde", sage ich.

Er blickt mich erbost an.

„Also wirklich", zischt er. „Du machst einen großen Fehler. Ich glaube nämlich, es ist wirklich schlimm. Am besten, du buchst dir gleich privat mal eine CT–Untersuchung, nur um ganz sicher zu gehen. Oder war es ein MRT? Egal. Kostet natürlich ein bisschen was, aber das sollte dir deine Gesundheit wert sein."

„Ach ja?", erwidere ich genervt. „Ich glaube eher nicht."

Ich lasse ihn stehen und gehe weiter.

„Unfassbar", höre ich ihn murmeln.

Nach ein paar Metern brüllt er mir hinterher: „Und was ist, wenn du morgen stirbst?"

Ich drehe mich ein letztes Mal um und brülle zurück: „Dann sterbe ich eben!"

HÖLLE HÖLLE HÖLLE

Damit das Buch dünn bleibt, lasse ich alles Überflüssige weg. Überflüssig ist es zum Beispiel zu erzählen, warum ich eine Angststörung habe und welche Ereignisse in meinem Leben mich zu dem gemacht haben, was ich bin. Ein Trauma mag eine ernste Sache sein, doch seine Ursache ist in der Regel banal. Meistens geht es in solchen Geschichten um dumme Leute, die schreckliche Dinge tun, oder um furchtbare Begebenheiten, die kaum einer erträgt.

Zum Glück ist all das für dieses Buch und das Verständnis von STRUDIA irrelevant. Außerdem hat die Beschäftigung mit meiner Vergangenheit nicht allzu viel dazu beigetragen, meine Angst zu überwinden. Ich habe zwar eine Idee davon bekommen, was alles schiefgelaufen ist, und warum ich jetzt, Jahre, Jahrzehnte später, plötzlich von völlig irrationalen und unangemessenen Ängsten gequält wurde – aber Erlösung hat mir dieses Wissen nicht gebracht.

Das soll jetzt aber kein Argument gegen eine Therapie sein. Grundsätzlich sollte man sich mindestens einmal intensiv mit den Ursprüngen seiner Angst auseinandersetzen. Doch selbst dann, wenn man eine Therapie macht, verbringt man die meiste Zeit allein mit seinen Gedanken. Im Schnitt muss man von den 168 Stunden in der Woche 167 ohne direkte psychologische Unterstützung auskommen. Und in meinem Fall stand in dieser Zeit oft einfach nichts zwischen mir und meiner Angst.

Und die meinte es ernst. Ich zeigte alle Symptome wie aus dem Lehrbuch: Atemnot, Todesangst, Hypochondrie, Zittern, kalter Schweiß, Tunnelblick – und all das ohne Krankheitseinsicht. Denn das war das Bizarre: Ich wusste zwar, dass ich zahlreiche Ängste hatte, war jedoch überzeugt davon, dass ausnahmslos alle berechtigt waren. Und ich konnte einfach nicht verstehen, warum alle anderen scheinbar so sorglos, ja, geradezu fahrlässig unbekümmert waren. Oder zumindest nicht tagesaktuell verängstigt.

Es war mir unbegreiflich. Hatten die denn alle keine Augen im Kopf? Lasen die keine Nachrichten? Sahen die denn nicht, was ich sah? Wieso hatten die nicht alle einen fertig gepackten Fluchtrucksack neben der Wohnungstür stehen und saßen, so wie ich, auf das Schlimmste gefasst allein zu Hause, weil sich sozialer Kontakt angesichts der nahenden Katastrophe – es waren übrigens täglich andere Katastrophen – ohnehin nicht mehr lohnte? Wie konnten die einfach so leben, als ob nichts wäre? Sicher, viele meiner Sorgen wurden von Freunden und Bekannten grundsätzlich geteilt, besonders jene Sorgen, die sich um den Zustand der Gesellschaft und der Welt im Allgemeinen drehten. Aber keiner von ihnen zeigte auch nur ansatzweise meine Symptome. Die schliefen nachts mehr oder weniger ruhig und hatten absurderweise keine Panikattacken. Warum nicht? Ich hatte dafür nur eine Erklärung:

Sie nahmen die Sache einfach nicht ernst genug. Sie hatten das Ausmaß der Bedrohungen nicht begriffen. Ich hingegen schon.

Die Intensität meiner Angst schien mir mehr und mehr ein Gradmesser meiner Wachsamkeit zu sein, ein Indikator für meine aufrichtige Sorge um mein Wohlergehen, das meiner Familie und der Welt. Je ängstlicher ich wurde, desto gerechtfertigter erschien mir meine Angst. Es fühlte sich angesichts der Weltlage geradezu alternativlos an, Angst zu haben und sich nicht in falscher Sicherheit zu wiegen. Meine Angst wurde zur Pflichterfüllung: *Ich* gab mich keinem billigem Eskapismus hin. *Ich* verschloss nicht meine Augen vor der Wirklichkeit! Ich stellte mich jeder erdenklichen Vernichtungsfantasie täglich aufs Neue.

Atomkrieg! Krebs! Das Artensterben! Die Nazis! Die Klimakatastrophe! Die Inflation! Der Zusammenbruch des Golfstroms! Kriminelle Banden! Asteroiden! Noch eine Pandemie! Armut! Krankheit! Tod! Und je düsterer und schrecklicher ich mir all diese Möglichkeiten ausmalte, die mein Glück, die Welt oder mich selbst vernichten könnten, desto berechtigter erschien mir meine Angst und desto standhafter mein Ich – abgesehen natürlich von der Todesangst und der Schlaflosigkeit. Ich war jedoch fest überzeugt davon, ein wichtiges Opfer im Kampf für das größere Wohl, für Wahrheit und Sicherheit zu erbringen. Aufgeschrieben mag das absurd klingen, aber für mich war das für eine lange Zeit die nackte Wahrheit. Das war meine Realität. Ich litt, weil ich mir nicht erlaubte, mich abzugrenzen.

Um das einmal klarzustellen: All die oben genannten Probleme sind real, aktuell und äußerst bedrohlich. Es gibt sehr gute Gründe, sich vor all diesen Dingen zu fürchten. Die Füße baumeln zu lassen und „Es wird schon nicht so schlimm werden" vor sich hin zu summen, würde in der Tat an rekordverdächtige Realitätsverweigerung grenzen. Aber natürlich hatte meine Angst auch niederschwelligere Angebote im Sortiment. Hatte ich den Herd angelassen? Was, wenn KI meinen Job vernichtet? Wenn ich durch einen Unfall arbeitsunfähig werde? Was, wenn ich bindungsunfähig bin? Wenn ich gar nicht lieben kann (Klassiker)? Ich könnte noch hundert weitere solcher Beispiele aufzählen, und für jede einzelne Sorge gäbe es mindestens einen triftigen Grund. Denn das ist ja das Tückische an der Angst: Sie ist immer ein Stück weit berechtigt. Und genau deswegen fiel es mir lange Zeit so schwer zu erkennen, dass das, was *in mir* passierte, im Grunde nichts mit dem zu tun hatte, was *da draußen* geschah. Aber natürlich war mir das zu diesem Zeitpunkt nicht bewusst. Rückblickend erscheint die Erkenntnis offensichtlich, und ich genieße meine großväterliche Perspektive auf mein früheres, ahnungsloses Ich.

Aber hier soll es ja darum gehen, was hilft, wenn sonst nichts mehr geht, und nicht darum, wie es ist, wenn der Schmerz nachlässt (Spoiler: Schön ist es). Denn in jener Zeit war ich meiner Angst mehr oder weniger hilflos ausgeliefert. In meiner schlimmsten Phase fühlte es sich an, als würden all diese Katastrophen gerade *jetzt* passieren, in diesem Moment. Als sei die Zeit nur eine Formalität, die an der unausweichlichen Zukunft nichts ändern könnte.

In meinem Kopf *befand* ich mich im Krieg. Ich *hatte* Krebs. Ich *war* arbeitslos. Ich spulte mein Bewusstsein bis zum bitteren Ende vor wie ein Tape in eine katastrophale Zukunft und fand nicht mehr zurück.

EINE NEUE HOFFNUNG

Ich saß in einem Zimmer, das ich nicht kannte, und fühlte mich unwohl. Mein Leidensdruck hatte mich dazu getrieben, doch noch einmal etwas Neues auszuprobieren. Alle meine Versuche, meine Angst ohne fremde Hilfe in den Griff zu bekommen, waren mehr oder weniger gescheitert. Und es hatte den Anschein, dass es niemanden im Universum gab, der meinen mehrfach geäußerten Wunsch nach Spontanheilung erfüllen wollte.

Also befand ich mich nun in der Praxis von jemandem, der kein ‚Dipl.' vor dem Namen an der Tür stehen hatte. Das allein machte mich schon misstrauisch, denn ich halte große Stücke auf die Wissenschaft. Eigentlich hatte ich überhaupt keine Lust, mein Seelenleben jemandem ohne abgeschlossenes Psychologiestudium anzuvertrauen. Der freie Markt ist voll mit Heilpraktikern, die ohne akademischen Abschluss fröhlich die Menschheit therapieren, und ich hatte diesbezüglich bereits ein paar

Begegnungen der dritten Art gehabt. Aber diese Therapeutin war eine Empfehlung, und ich wollte ja nicht immer so *negativ* sein. Ich zwang mich zu einem Lächeln, aber innerlich war ich schon wieder auf dem Weg nach draußen. Dann fingen wir an.

„Ok, wie fühlst du dich?"

Ich zuckte mit den Schultern.

„Na ja", antwortete ich.

Sie blieb geduldig.

„Was wäre denn das erste Wort, das dir in den Sinn kommt?"

Ich blickte aus dem Fenster. In den letzten Tagen hatte ich mehrere Panikattacken gehabt, und auch sonst war mein Angstniveau relativ hoch. Das Gedankenkarussell drehte fröhlich seine Runden, und ich fühlte mich erschöpft, ein bisschen wie auf der Flucht. Das Wort ‚gejagt' schoss mir durch den Kopf, aber meine Güte, sollte ich wirklich gleich mit so einem Klischee um die Ecke kommen? Damit wäre ich ein gefundenes Fressen für jeden Therapeuten dieser Welt, besonders für die Verrückten unter ihnen.

Außerdem klang das Wort viel zu dramatisch; so sehr gejagt fühlte ich mich jetzt auch wieder nicht. Nur ein bisschen gejagt. Egal, nicht immer so *negativ* sein, ermahnte ich mich.

„Ein bisschen gejagt", erwiderte ich gleichmütig.

„Alles klar. Dann stell dir mal ein Bild dazu vor. Wie würde das aussehen?“

Ich seufzte. Ich hasste Therapie. Dieses Reden über irgendwelche persönlichen Schwächen, es war einfach nur furchtbar. Ich war ein erwachsener, mindestens einigermaßen intelligenter Mann, und es war einfach völlig unangemessen, derartige Probleme zu haben. Aber jetzt war ich hier, also konnte ich ja mal einen Aufschlag wagen. Wenn es allzu peinlich werden sollte, müsste ich ja nicht noch einmal wiederkommen.

Ein Bild also. Na schön. Ich legte mir rasch irgendeine Entsprechung zum Wort ‚gejagt‘ zurecht.

„Ok … also, wie wäre es damit: eine leere Straße. Es ist Nacht, da sind nur ein paar funzelige Straßenlaternen. Kein Mensch ist unterwegs, die Häuser sind dunkel. Ich renne die Straße entlang, als wäre der Teufel hinter mir her, und klopfe an alle Türen, aber niemand macht auf.“

Das klang jetzt aber doch ganz schön gejagt. Ich schauderte ein wenig, während ich die Szene so unbeteiligt wie möglich beschrieb. Eigentlich bin ich kein visueller Mensch, aber dieses Bild konnte ich mir gut vorstellen. Plötzlich fühlte ich mich wie in einem Stephen-King-Roman. Wo kam das denn auf einmal her? Die Vorstellung, allein in der Nacht auf einer dunklen, menschenleeren Straße zu sein, ohne Schutz, mit einer diffusen Bedrohung im Hintergrund, kroch in mich hinein und ließ mich leicht frösteln. Ich wischte das seltsame Gefühl unwirsch beiseite und lächelte ironisch. „Ganz schön düster, was? Aber keine Sorge, klingt schlimmer, als es ist."

Doch mein Sarkasmus rettete mich nicht.

„Das ist egal. Wenn du dir dieses Bild vorstellst, was könnte dir jetzt helfen?"

Ich blickte irritiert auf.

„Was?", fragte ich.

„Was könnte dir helfen? Was müsste passieren in diesem Bild, damit du dich nicht mehr gejagt fühlst?"

Ich runzelte die Stirn. Was sollte denn der Quatsch jetzt?

„Keine Ahnung, woher soll ich das wissen? Es ist ja nur eine Fantasie. Ok, wie wär's damit: Eine Tür in einem der Häuser ist doch nicht verschlossen. Sie steht einen Spalt breit offen, und ein Lichtstrahl fällt auf die Straße. Da könnte ich rein."

„Ok, dann geh mal hinein", sagte sie. „Was siehst du da?"

Innerlich fluchte ich. Ich fühlte mich wie ein Erwachsener im Kindergarten, der ein albernes Spiel mitspielen muss. Was für ein Unsinn. Egal, die Stunde war eh bald vorbei.

„Ok, da könnte vielleicht eine Küche sein", sagte ich angestrengt, „etwas alt, mit Holzbänken und so."

„Ok, möchtest du dich da vielleicht hinsetzen?"

Plötzlich hatte ich einen Kloß im Hals. Was zum Teufel war denn jetzt auf einmal los? Das war doch nur irgendeine idiotische Vorstellung. *Reiß dich zusammen,* herrschte ich mich innerlich an, *mach dich nicht lächerlich.*

„Äh, also …", murmelte ich mit belegter Stimme. „Ja, das wäre vielleicht eine gute Sache. Aber die Tür ist ja noch auf."

„Kein Problem, mach sie zu. Gibt es da vielleicht noch einen Holzbalken, den du davorschieben kannst, um dich sicherer zu fühlen?"

Ich nickte stumm. Vor meinem inneren Auge legte ich einen gigantischen Holzbalken quer vor die Tür und setzte mich an den Küchentisch. Die Szene lief in mir ab wie ein Film. Plötzlich war da eine schwere, stabile Holztür mit einem fetten Balken zwischen mir und der diffusen Bedrohung, die mich durch die Straßen gejagt hatte. Ich konnte die Küchenbank, auf der ich mich niedergelassen hatte, fast körperlich unter mir spüren. Schlagartig machte sich eine Ruhe in mir breit, die ich so lange nicht empfunden hatte. Mein Puls wurde langsamer, das Rauschen in meinen Ohren leiser; ich sackte förmlich in mich zusammen. Verdammt, jetzt kamen mir sogar noch die Tränen!

Was geschah mit mir?

Ohne ersichtlichen Grund löste sich meine Angst in Luft auf.

Ich konnte es kaum glauben.

„Was ist denn jetzt gerade passiert?“, fragte ich verblüfft.

Anscheinend brauchte man doch kein Diplom, um Gutes bewirken zu können.

Manch einer wird an dieser Stelle vielleicht müde lächeln. Zugegeben, dass sich Meditation positiv auf das Nervensystem auswirkt, beruhigt und gegen Angst hilft, ist nun wirklich keine bahnbrechende Neuigkeit. Auch ich hatte schon öfter meditiert, mal besser, mal schlechter moderiert von irgendeiner App. Keine große Sache. Aber das hier war etwas völlig anderes.

In meinen bisherigen Meditationen waren die Bilder, die ich nutzte, in der Regel ziemlich beliebig: eine Blumenwiese, ein blauer Himmel, ein Meer, gähn. Ich fand diese butterweichen, mit samtiger Stimme vorgetragenen Meditations- und Traumreiseanleitungen meist zum Weglaufen.

„Du wirst ganz ruhig … dein Atem wird langsamer … ein Gedanke kommt, aber du lässt ihn einfach weiterziehen … da ist eine schöne Blumenwiese, du spürst den Wind auf deiner Haut …“ (säuselnde Musik im Hintergrund, meist irgendwas mit Panflöte) „… du spürst, wie dein Körper *ganz* schwer wird …“, bla. Und so weiter. Das hatte ich schon hunderte Male versucht. Aber entweder war ich unfähig, oder ich hatte nicht das richtige *Mindset.*

Mein Kopf dachte überhaupt nicht daran, irgendeinen Gedanken ziehen zu lassen. Ich war für die Welt der sanftmütigen, akzeptierenden Meditation einfach nicht gemacht.

Bei dieser Art der Visualisierung aber ging es nicht um Entspannung, sondern darum, mit einem Gefühl zu *arbeiten*. Anders als bei den Meditationen, die ich bisher praktiziert hatte, deren Ziel es war, den Geist von allen Gedanken zu befreien, Bewertungen zu vermeiden, alles loszulassen und ganz in den Körper einzutauchen, war hier Action angesagt.

Bei einer klassischen Meditation waren innere Bilder nur Mittel zum Zweck, um einen meditativen Zustand zu erreichen. Hier aber formten diese Bilder Worte in einer Sprache, die mein Verstand nicht erst in ein Gefühl übersetzen musste – die Visualisierung erzeugte das Gefühl direkt und ohne Umwege. Mein Befinden besserte sich ohne vorherigen Erkenntnisgewinn. Im Klartext: Durch die Bilder, die ich erschuf, konnte ich direkt mit meiner Seele kommunizieren.

Das änderte einfach alles.

SHOW, DON'T TELL

Jeder kennt den Spruch: „Du bist, was du isst". Doch nur wenigen ist klar, dass dasselbe Prinzip auch auf unsere visuelle Wahrnehmung zutrifft. Es gibt einen fast magischen Mechanismus in unserem Gehirn, der so trivial ist, dass wir ihn kaum bemerken, obwohl wir jedes Mal damit Bekanntschaft machen, wenn wir einen Film gucken. Wer hat nicht schon einmal geweint, wenn er etwas Trauriges im Kino gesehen hat, oder neuen Mut geschöpft, wenn die Handlung des Films eine gute Wendung nahm? Bilder und Filme, die wir sehen, wirken direkt und unmittelbar auf unser Empfinden, auf unsere Seele.

Darum lautet der wichtigste Rat beim Schreiben von Drehbüchern und Romanen: „Show, don't tell." Niemand muss uns *erzählen*, dass es traurig ist, wenn die Hauptfigur in unserer Lieblingsserie stirbt. Wir sind traurig, wenn wir es *sehen*. Wir spüren den Schmerz, als ob da wirklich jemand von uns geht, der uns etwas bedeutet. Und die

Tatsache, dass am Ende der Szene jemand „Cut“ gerufen hat, und der Mörder und das Opfer zusammen einen Donut essen gegangen sind, das Kunstblut noch im Gesicht, ändert nichts an dieser Tatsache. Wir sind trotzdem traurig, wir spüren den Schmerz – das Bild löst umgehend ein Gefühl in uns aus.

Nichts anderes passiert, wenn wir visualisieren. Und das Verrückte daran ist: Eine Illusion kann eine echte Auswirkung auf unsere Psyche haben und damit auf unseren Körper, *obwohl* wir wissen, dass es eine Illusion ist. Bei einer Vorstellung von ‚Die Passion Christi‘, dem Katholiken-Splatter-Film von Mel Gibson, der die Kreuzigung und Folterung Jesu von Nazareth in allen blutigen Einzelheiten zeigt, erlitten diverse Zuschauer einer Kino-Vorstellung einen Herzinfarkt. Obwohl sie in einem gemütlichen Sessel saßen, völlig in Sicherheit, weit weg von irgendeiner Peitsche. Eine Illusion hat also sogar das Potential, uns umzubringen. Das muss man sich mal vorstellen.

Und wie man an diesem Beispiel auch sehr gut sehen kann, ist es enorm wichtig für das eigene Wohlergehen, welcher Art von Illusion man sich hingibt. Wäre statt der ‚Passion Christi‘ eine Nachmittagsvorstellung von ‚Ratatouille‘ gelaufen, wäre die Sache vermutlich anders ausgegangen. Was wir uns ansehen, mit welchen Bildern wir unsere Seele füttern, hat einen direkten Einfluss darauf, wie wir die Welt wahrnehmen, wie wir uns fühlen, ja sogar, woran wir glauben – letztendlich also, was wir tun und wer wir sind (Weswegen der massenhafte Konsum von Social Media und Nachrichten auch so eine ausgesprochen schlechte Idee ist). Und obwohl wir das theoretisch wissen, glauben wir praktisch immer noch, dass rationale Erklärungen und logische Herleitungen das beste Mittel sind, um unsere Gefühlswelt zu beeinflussen. Dabei ignorieren wir die Tatsache, dass es einen gewaltigen Unterschied macht, ob wir mit Worten oder mit Bildern auf sie einwirken. Es ist der Unterschied zwischen einer wissenschaftlichen Abhandlung über das erlittene Unrecht der amerikanischen Ureinwohner und einer Kinovorstellung von ‚Der mit dem Wolf tanzt'.

Wir können mit Bildern ausdrücken, wie es unserer Psyche geht. Aber alles, was wir sehen, wirkt auch auf sie zurück – sogar Bilder, die nicht real sind. Filme, Fotos oder auch reine Fantasie haben genau denselben Effekt auf uns. Bilder sind die Sprache der Seele, und der Seele ist es egal, wer da gerade spricht. Für sie macht das keinen Unterschied. Das bedeutete:

Im Gespräch mit meiner Angst konnte ich mir den Umweg über den Verstand sparen.

DAS ERWACHEN DER MACHT

Die berechtigte Frage, warum ich trotz dieser großartigen Technik dann nicht umgehend angstfrei wurde, lässt sich leicht beantworten: Alles hängt davon ab, dass der innere Film, den man sich ansieht, die richtige Geschichte erzählt. Die Sache steht und fällt mit der Fähigkeit oder dem Glück, das passende Bild für ein Problem zu finden.

Und offensichtlich war mir das noch nicht gelungen. Zwar bot mir die Welt meiner Visualisierung zunächst Sicherheit – der Balken und die Küchentür waren stabil –, aber die Bedrohungslage hatte sich nicht grundsätzlich verändert. Ich hatte meine Angst exakt so dargestellt, wie ich sie empfand: als eine unangreifbare Macht, die mich durch die Nacht jagte. Doch die Angst verschwand in meiner Visualisierung nicht; ich hatte sie nur besser unter Kontrolle.

Trotzdem war ich zunächst hellauf begeistert. In der folgenden Zeit erschuf ich während meiner Therapiestunden und auch wenn ich allein war, zahllose filmische Szenen, in denen ich mir immer neue Bilder für meine Angst ausdachte. Mal war sie ein namenloser Schrecken, der mich verfolgte, dann wieder eine Horde Orks, die über mich hinweg trampelte. Meine Angst war ein Tornado, ein Virus, ein Stalker, ein Geist, ein Zombie, ein Vampir – je realistischer, desto besser.

Und dann baute ich Bunker, Panzer, erschuf Armeen, rief Schutztiere zu Hilfe, dachte mir Zaubersprüche aus, entwickelte Impfstoffe, versteckte mich im Wald, kletterte auf ein Baumhaus – ich tat alles, um mich vor meiner Angst in dieser Bilderwelt zu schützen. Und ich hatte durchaus Zwischenerfolge (Stichwort: Küchentisch), die mir das Leben leichter machten.

Doch was auch immer ich erschuf und visualisierte: Die Tatsache, dass da eine diffuse Bedrohung in meinen Bildern war, ließ sich nicht leugnen. Ich wurde den Schatten nicht los; er war immer noch da draußen, und in schwachen Stunden, wenn ich keine Kraft hatte, mir einen Schutz auszudenken, fiel er wieder über mich her.

So, wie ich diese Methode anwendete, verschaffte ich mir zwar eine Atempause, aber die Angst blieb. In meinen Bildern war sie immer noch ein mächtiger Gegner, viel mächtiger als ich, und ich stellte mich ihr mit dem Mut der Verzweiflung. Das kostete Kraft und meine anfängliche Begeisterung für die Visualisierung ebbte langsam ab, denn das ständige Kämpfen ermüdete mich. Es ging immer nur darum, nicht zu verlieren, und das bedeutete im Umkehrschluss: Ein Sieg ist unvorstellbar.

Ein Sieg ist unvorstellbar. Es war kurz vor Weihnachten, als ich das erste Mal über diesen Gedanken stolperte. Zunächst war es nur der Hauch einer Idee, ein flüchtiges Gefühl der Irritation, eine seltsame Ahnung, kaum wahrnehmbar, die sich langsam, aber sicher zu einer Frage formte, einer Frage, auf die ich keine Antwort hatte:

Warum genau war ein Sieg unvorstellbar? An welcher Stelle in meinem Leben hatte ich den Glauben an meine eigene Stärke verloren? Ich erinnerte mich noch gut an mein früheres Ich. Das hätte so einen Satz niemals von sich gegeben. Irgendwo zwischen damals und heute war mir mein Mut abhandengekommen, meine Überzeugung, eine echte Lösung für mein Problem finden zu können. Ich musste an ‚Star Wars' denken, an die Szene, in der Luke vergeblich versucht, seinen versunkenen Raumjäger aus dem Sumpf zu bergen, nur mit der Kraft seiner Gedanken. Er scheitert, weil er der Überzeugung ist, dass das Schiff zu groß und zu schwer sei. Nachdem Yoda das Wunder an seiner Stelle vollbracht hat, blickt Luke ihn fassungslos an und sagt: „Das glaube ich einfach nicht". Und Yodas trockene Antwort lautet: „Und darum versagst du."

Was wäre also, wenn nur dieser Glaube, dass es keine Lösung für mein Problem gab, der Grund dafür war, dass ich sie nicht finden konnte? Was, wenn dieser Glaube der Grund dafür war, dass ich es auf eine Art überhaupt gar nicht erst versuchte? Die körperlichen und seelischen Symptome meiner Angst hatten mich dermaßen eingeschüchtert, dass ich all meine Energie darauf verwendet hatte, klarzukommen. Ich war einfach froh, dass es mir nicht noch schlechter ging. Die Angst erschien mir übermächtig, geradezu unangreifbar. Doch jetzt kam mir der Gedanke: Was wäre, wenn ich meine Angst anders visualisierte? Was, wenn ich andere Bilder finden würde; Bilder, die nicht nur Schutz bieten, sondern mit deren Hilfe ich meine Angst bezwingen könnte?

Visualisierung war der Schlüssel, aber mir fehlte das passende Schloss. Ich ahnte, dass diese Technik das Potential hatte, mich ein und für allemal von meiner Angst zu befreien, aber ich wusste nicht, auf welche Art und Weise. Die bisherige Visualisierung meiner Angst machte mir zu schaffen; es war bisweilen sehr beängstigend, in meine inneren Abgründe zu blicken. Auch wenn ich mit Hilfe meiner Bilderwelt einen gewissen Schutz vor den Schatten fand, blieb meine Angst mehr oder weniger genauso bedrohlich wie zuvor. Das war aber nicht das, was ich wollte. Ich wollte gesund werden.

Von ‚Game of Thrones'-Autor George R. R. Martin stammt der schlaue Satz: *„Power resides where men believe it resides"* – die Macht wohnt dort, wo die Menschen glauben, dass sie wohnt. Dieser Gedanke ging mir immer öfter durch den Kopf, wenn ich über meine Angst nachdachte. Ihre Auswirkungen auf mein Wohlbefinden, auf meine Gefühlswelt, auf meinen Körper und mein ganzes Sein waren so überwältigend, dass ich mich nie gefragt hatte, warum das eigentlich so war. Bis dahin hatte ich mich in einem Kampf mit einem übermächtigen Gegner gewähnt, der mich jederzeit überwältigen konnte, wenn ich mich nicht gut genug vor ihm versteckte. Und jetzt fragte ich mich zum ersten Mal: Woher hatte meine Angst eigentlich diese unglaubliche Macht über mich?

Gab ich ihr diese Macht am Ende selbst?

ALLES IST VERGIFTET

Ich habe mir einen kleinen Schuhschrank bestellt, in der irrigen Annahme, das Unternehmen sei in Deutschland ansässig. Stattdessen scheine ich auf einer chinesischen Shopping-Seite gelandet zu sein. Sechs Wochen hat es gedauert, jetzt steht das Paket bei mir im Flur. Johnny ist da und inspiziert es.

„Ist es endlich angekommen, was?“, fragt er.

„Jo“, sage ich nur.

Er beugt sich runter und schnüffelt am Karton.

„Lass mich lieber mal checken, man weiß ja nie.“

Ich verdrehe die Augen.

„Was willst du denn da checken? Es ist doch nur ein Schuhschrank!“

Johnny richtet sich auf und mustert mich mit besserwisserischer Miene von oben bis unten.

„Du glaubst, es ist ein Schuhschrank. Oder hast du Röntgenaugen? Unfassbar“, er schüttelt den Kopf, „wie kann man nur so fahrlässig sein? Und selbst wenn es dein Schuhschrank sein sollte, was zugegebenermaßen wahrscheinlich ist, muss dir doch klar sein, was das Problem ist."

Ich blicke ihn verständnislos an.

„Was ist das Problem?", frage ich gereizt.

Johnny wirft mir über den Rand seiner Lesebrille einen missbilligenden Blick zu.

„Holz", brummt er, als ob das alles erklären würde.

Ich stöhne genervt auf.

„Wie, Holz? Natürlich ist der aus Holz, es ist ein *Schuhschrank*, Herrgott noch mal!"

Ich will das Paket öffnen, doch er fällt mir theatralisch in den Arm.

„Ah, ah, ah. Das kommt aus China."

„Und?", fauche ich ihn an. „WAS?!"

„*Pestizide*", flüstert er vielsagend nach einer dramaturgischen Pause und blättert in irgendwelchen Unterlagen, die plötzlich in seinen pelzigen Pranken liegen. „Oder waren es Weichmacher? Ach nein, die gibt's ja nur in Plastik. Auf jeden Fall Chemikalien. Der Punkt ist: Die haben es da drüben nicht so mit Umweltauflagen und dem Gesundheitsschutz."

Er schlägt seine Kladde zu und rückt näher.

„Bist du sicher, dass du das Ding hier aufbauen willst? In deiner Wohnung? Das dünstet bestimmt irgendwas

Schlimmes aus. Etwas Giftiges! Riechst du das nicht? Selbst durch die Verpackung!"

Er nickt bedächtig, wie um sich selbst zu bestätigen.

„Ja, Gift. Das ist es. Es ist bestimmt hochgiftig."

Er sieht mich eindringlich an und flüstert fast flehend:

„Bitte, lass den Karton zu. Stell ihn einfach unten vor die Tür, irgendjemand wird sich freuen. Das Risiko ist einfach zu groß."

Ich starre ihn fassungslos an.

„Das", sage ich schließlich, „ist sogar für deine Verhältnisse völlig bescheuert. Nein, warte, lass es mich deutlicher formulieren: Es ist mit Abstand das Bescheuertste, was ich je gehört habe. Bist du als Kind gegen eine Wand gelaufen, oder was?"

Für einen kurzen Augenblick ist Johnny konsterniert. Dann erblasst er und dreht sich auf den Fersen um.

„Ich gehe jetzt", zischt er mich an. „Damit ich nicht mit ansehen muss, wie du hier röchelnd auf dem Boden kollabierst. Ich wette, dein toller *Schuhschrank* wird das Letzte sein, was du von dieser schönen Welt zu sehen bekommst."

Ich schiebe ihn zur Tür hinaus.

„Da freue ich mich schon drauf", sage ich. „Und jetzt raus."

RIDDIKULUS

Dass Humor gegen Angst hilft, ist eine Binsenweisheit. Aus diesem Grund fürchten sich Despoten auch davor, lächerlich gemacht zu werden. Wer lacht, hat keine Angst, und wer keine Angst hat, lässt sich nur schwer unterdrücken. Joanne K. Rowling macht sich diesen psychologischen Mechanismus meisterhaft in Harry Potter mit ihrem ‚Riddikulus-Zauber' zunutze, der jedes beliebige Schreckensbild in etwas Lächerliches verwandelt. Neville Longbottom, einer der schlechtesten Schüler der Zauberschule Hogwarts, zaubert dabei in einer Übungsstunde einem Abbild seines fiesen Lehrers Snape die Kleider seiner Großmutter an den Leib. Das Ergebnis: Allgemeines Gelächter bricht aus, und der Bann der Angst ist gebrochen. Die größte Bedrohung verliert durch den Spott der Zuschauer ihren Schrecken.

Was Rowling hier beschrieb, war im Grunde nichts anderes als eine Visualisierung. Ich freute mich, diese kleine

Parallele entdeckt zu haben, und ahnte, dass ich auf dem richtigen Weg war. Ich hatte meine Angst bisher immer in den düstersten Farben gemalt, so realistisch wie möglich, und dann versucht, mich innerhalb meiner Visualisierung vor ihr zu schützen. Doch Rowling wählte einen anderen Weg. Warum? Obgleich ich bereits wusste, dass Humor gegen Angst hilft, begriff ich erst jetzt: Bereits die Wahl des Bildes war entscheidend. Ich musste mich fast setzen, so durchschlagend war diese Erkenntnis. Wie sollte ich denn etwas besiegen, dem ich so viel Macht zusprach? Wie sollte ich in einem Bild die Angst beherrschen, wenn ich sie so malte, dass sie gar nicht beherrscht werden konnte? Wenn ich sie so visualisierte, dass es überhaupt nicht die Aufgabe war, sie zu beherrschen, sondern nur, mich vor ihr zu schützen? Ich hatte mich selbst klein gemacht, indem ich die Macht der Angst über mich festigte durch die Bilder, die ich für sie wählte. Indem ich die Angst in ihrer bedrohlichsten Form malte, krönte ich sie zum Herrscher.

Sicher, ich empfand meine Angst häufig genauso, wie ich sie beschrieb. Doch ich war gefangen in einem Teufelskreis: Je detaillierter ich meine Angst schilderte, desto mächtiger wurde sie – bis sie so überwältigend war, dass ich nur noch versuchen konnte, mich vor ihr zu schützen. Ich wollte mir nichts vormachen und mich nicht in eine heile Welt flüchten. Ich wollte mich meiner Angst stellen, doch in diesem Fall wurde die Angst durch die direkte Auseinandersetzung auch noch verstärkt. Es war wie ein Fluch. Ich musste über meine Angst sprechen, aber je mehr ich das tat, desto bedrohlicher wurde sie. Diesen Mechanismus verstand ich zwar, aber es dauerte eine ganze Weile, bis ich das Ausmaß der Bedeutung dieser Erkenntnis begriffen hatte und auf die Idee kam, den Spieß einmal umzudrehen.

Es gab eine Eigenschaft meiner Ängste, die mir bereits aufgefallen war, der ich jedoch bisher keine Bedeutung beigemessen hatte: Alle meine Ängste waren ausgesprochen dumm. Nicht dumm im Sinne von unbegründet, sondern dumm im Sinne von unterkomplex und beschränkt.

Ich konnte mit keiner meiner Ängste ein tiefergehendes Gespräch über irgendetwas führen. Sie kreisten ausschließlich um sich selbst und begnügten sich damit, mir ausführlich zu schildern, welche schrecklichen Dinge mir oder meinen Liebsten in naher Zukunft widerfahren würden. Jeder vorsichtige Einwand, jede rationale Erwiderung, dass a) das beschriebene Schreckensszenario möglicherweise gar nicht eintreten würde und b), selbst im Falle seines Eintretens nicht zwangsläufig in eine Katastrophe münden müsste, wurde mit höhnischem Gelächter abgetan. Es war recht ermüdend.

Ich beschloss, mir diesen Umstand zunutze zu machen. Ich dachte nach: Etwas so Beschränktes konnte nicht so mächtig sein. Das ergab einfach keinen Sinn. Ich war schlauer als meine Angst, das wusste ich. Wieso also sah ich sie dann als eine übermächtige, dunkle Macht an, wenn ich doch, sobald ich mit ihr redete, das langweiligste Gespräch der Welt führen musste?

Meine Angst glich einem Straßenschläger, der zweifellos eine gewisse Macht besaß, wenn man ihm unbewaffnet gegenüberstand, doch bei einem Gespräch in einer Kneipe recht schnell an seine intellektuelle Grenze stieß. Der Austausch war stets völlig niveaulos. Außer „Ich kann dir jeden Knochen im Leib brechen, wenn ich will", kam da nicht viel. Zugegeben, das war beängstigend, aber es bot auch keine abendfüllende Unterhaltung. Diesen Umstand wollte ich mir zunutze machen.

Ich ersetzte die diffuse Bedrohung in meiner Bilderwelt durch einfältig in die Gegend glotzende, fellige Monster, und das bedrohliche Flüstern geisterhafter Stimmen verwandelte ich in ein begriffsstutziges Stammeln. Und noch während ich diese Szene entwickelte, spürte ich, wie sich etwas in mir veränderte.

Eine Grundspannung, die ich die ganze Zeit über in mir trug, ließ nach. Es kostete mich keine Mühe, in diesem Bild zu bleiben, und voller Neugier begann ich, meinen inneren Film abzuspielen. Der Text, den mir meine Angst die ganze Zeit ins Ohr flüsterte, blieb der gleiche, aber diesmal kam er nicht von schwarzen Schatten, sondern von bunten, felligen Viechern, die man so auch in der Sesamstraße hätte einsetzen können. Und siehe da: Obwohl ich noch nicht einmal angefangen hatte, mit dem neuen Bild aktiv zu arbeiten, wurde ich ruhiger. Die Grundstimmung des Szenenbildes half mir bereits dabei, die Kontrolle über meine Angst zurückzuerlangen. Ich konnte es kaum glauben – es funktionierte! Jedenfalls fürs Erste. Ich horchte in mich hinein, ob ich mir vielleicht etwas vormachte, aber alles blieb ruhig. Zögernd setzte ich mich hin. Ich traute dem Frieden noch nicht.

Das System musste sich erst noch im Alltag bewähren.

DAS ENDE IST NAH

Ich komme nach Hause, und Johnny ist schon da. Mit bebenden Lippen und feucht schimmernden Augen sitzt er an meinem Küchentisch, die Tageszeitung aufgeschlagen vor sich. Als er hört, wie sich mein Schlüssel im Schloss dreht, springt er auf und stürmt mir entgegen.

„Gut", ruft er mit aufgeregter Stimme. „Gut, dass du endlich da bist! Hast du es schon gelesen?"

Langsam und ruhig hänge ich meine Jacke an die Tür und gehe an ihm vorbei in die Küche.

„Nein, was gibt's denn?", frage ich beiläufig.

Die Augen fallen ihm fast aus dem Kopf vor Aufregung.

„Hier!", schnauft er und wedelt mit der Zeitung vor meiner Nase.

„Gleich hier, auf Seite eins!"

Ich überfliege den Artikel: eine schnappatmige Analyse, dass es bald einen großen Krieg geben könnte.

„Aha", sage ich betont gelangweilt.

Johnny schlägt mit der Faust so fest auf den Tisch, dass die Gläser wackeln. Ich werfe ihm einen strengen Blick zu; er räuspert sich und zieht seine Fellpranke zurück.

„'Tschuldigung", murmelt er.

Ich drehe mich um und fange an, mir einen Kaffee zu machen. Es dauert nicht lange, bis ich Johnnys hektischen Atem im Nacken spüre.

„Verstehst du denn nicht", krächzt er heiser, „was das bedeutet?"

Er packt mich an den Schultern und dreht mich zu sich. Ich werfe einen langen, drohenden Blick auf die Pranken an meinem Körper, und sofort lässt er los. Aber er weicht nicht zurück, im Gegenteil. Er kommt noch einen Schritt näher.

„Es bedeutet", fährt er mit vor Entsetzen klirrender Stimme fort, „dass wir fliehen müssen. Heute noch. *Jetzt!*"

Er lässt von mir ab und stürmt zurück zum Küchentisch. Wie aus dem Nichts erscheinen Routenkarten, Notstromaggregate, Essensrationen und ein Bündel Bargeld.

„Hier", flüstert er wie im Fieber, während seine Klaue eine beliebige Straße auf der Landkarte entlangfährt.

„Ich habe die beste Route aus der Stadt rausgesucht. Alle werden fliehen wollen, deswegen müssen wir die Ersten sein! Wir haben keine Sekunde zu verlieren. Ich hoffe, du hast schon gepackt?"

Mein Kaffee ist fertig, und ich setze mich zu ihm. Mit einer Mischung aus Interesse und Belustigung folge ich seinen Ausführungen.

„Ich habe alles geplant", sprudelt es aus ihm heraus. „Du musst mir jetzt vertrauen. Ich weiß genau, dass es passieren wird. Alle denken, es dauert noch, bis es losgeht, aber ich weiß es besser. Ich habe meine Quellen. Morgen passiert es. Vielleicht sogar heute schon. Wir müssen los, jetzt!"

Er blickt mich fast flehend an.

„Ich weiß, wir hatten unsere Schwierigkeiten, aber diesmal musst du mir glauben. Es ist wichtig. Diesmal ist es ernst. Ich führe, und du folgst mir, ok?"

Ich nehme einen tiefen Schluck aus der Tasse.

„Also mal wieder Krieg", seufze ich.

Heftiges Kopfnicken.

„Ja! Ja, ja, ja!"

Ich kratze mich am Kopf.

„Kann schon sein", sage ich. „Nur weil wir jetzt fast achtzig Jahre Frieden hatten, heißt das ja nicht, dass es so bleiben muss."

Er springt auf, wie von Ekstase ergriffen.

„Genau. *Eben!* Das ist genau das, was ich sage!"

Er legt mir seinen Arm um die Schulter.

„Es ist sehr, sehr gefährlich. Du kannst dir nicht vorstellen, *wie* gefährlich. Aber ich weiß es. Und du musst jetzt mitkommen."

Ich schüttele langsam den Kopf.

„Nee", sag ich. „Das geht mir alles zu schnell."

Johnny schaut mich mit seinen gelben Augen an, in denen eine Mischung aus Wut, Enttäuschung und nackter Panik flackert.

„Hast du mir etwa nicht zugehört?", brüllt er. „Begreifst du denn nicht, was hier auf dem Spiel steht?"

Er stürmt zum Fenster und blickt ängstlich hinaus. „Die Straßen sind frei, noch können wir los."

Er dreht sich zu mir: *„Jetzt!"*

Ich trinke weiter meinen Kaffee und blättere die Zeitung durch bis zu den Comics.

„Hm, hm", brumme ich.

Er blickt mich ungeduldig an.

Ich studiere die letzte Seite und sage schließlich wie nebenbei:

„Nein, ich glaube, wir haben noch ein bisschen Zeit. Aber ich denke mal darüber nach."

Johnny sackt zusammen, als würde alles Leben aus ihm entweichen. Mit letzter Kraft schleppt er sich zum Tisch zurück, lässt sich vor mir auf den Stuhl sinken und sieht mir tief in die Augen.

„Wie kannst du nur so sein?", murmelt er erschöpft. „Weißt du denn nicht, dass ich nur das Beste für dich will? Warum hörst du denn nicht auf mich? Wir kennen uns doch schon so lange."

Dann holt er zum finalen Schlag aus.

„Weißt du denn nicht“, säuselt er zuckersüß, aber mit einem drohenden Unterton in der Stimme, „dass ich dein Freund bin?“

Ich lasse die Zeitung sinken und werfe ihm einen langen, freundlichen Blick zu.

„Es stimmt, wir kennen uns wirklich schon lange“, sage ich ruhig und bedächtig.

„Aber mein Freund bist du nicht.“

KEINE FREUNDE

Dass die Angst mein Freund ist, habe ich nie geglaubt. Auf irgendeiner abstrakten Ebene mag das stimmen, oder wenn der viel zitierte Tiger aus dem Gebüsch springt – was ich im Übrigen für ein schlechtes Beispiel halte, denn wem passiert denn so etwas heute noch? Doch die Angst, die mich heimsuchte, hatte nichts Freundliches, nichts Beschützendes. Sie flüsterte mir schreckliche Dinge ins Ohr, immer öfter und immer ausführlicher. Sie wollte meine ungeteilte Aufmerksamkeit, jederzeit; sie wollte mich ganz für sich allein. Je mehr ich mich von der Welt zurückzog, desto besser gefiel es ihr.

Auf übliche Ratgeber-Tipps wie ‚sprich mal mit der Angst', ‚bedanke dich bei deiner Angst, weil sie dich beschützen will' oder ‚nimm sie einfach wahr, deine Angst, sie darf einfach da sein', reagierte *meine* Angst nur mit einem höhnischen Grinsen. Meine Angst war kein Freund, sie war ein Despot. Auch sie versicherte mir natürlich –

wenn auch mit drohender Stimme –, nur das Beste für mich zu wollen. Aber wenn das, was ich dank ihr jeden Tag durchmachen musste, das Beste für mich sein sollte, wollte ich nicht wissen, was das Schlechteste wäre. Ich war bereits in der Hölle – wie viel schlimmer konnte es denn noch werden?

Als ich meine Angst noch als diffusen Schrecken visualisiert hatte, hatte ich mich bestenfalls vor ihr schützen können. Aber jetzt, in meinem neuen Bild – mit meinen etwas dummen Monstern –, sah die Sache vollkommen anders aus. Sie mochten zwar wie die sprichwörtlichen Straßenschläger größer, schwerer und brutaler sein als ich, aber sie waren eben auch nicht besonders schlau. Dadurch konnte ich das Gespräch viel besser steuern und die Kontrolle übernehmen. Plötzlich gab es ein Szenario, in dem ich eine realistische Chance hatte, die Oberhand zu gewinnen.

Doch jetzt ging es erstmal darum, in dem Bild, das ich kreiert hatte, aktiv Veränderungen vorzunehmen. Ich brauchte einen Plan, eine Vision davon, wie ich in Zukunft agieren wollte. Ich konnte mich nicht einfach in die Gesellschaft meiner Monster begeben, ohne eine Vorstellung davon zu haben, was ich dort will. Denn wie sich zeigen sollte, blieben sie gefährlich und besaßen immer noch eine nicht unerhebliche Macht. Ich musste ihnen also unmissverständlich klar machen, wer das Sagen hat. Keine netten Gespräche, kein andächtiges Zuhören, kein ‚Meine Angst gehört zu mir, sie darf hier sein' – nichts dergleichen. Die Zeiten, in denen ich mich von meiner Angst herumschubsen ließ, sollten endgültig vorbei sein.

ENDE DER DISKUSSION

Der Tag ist nicht gut gelaufen; ich habe meine Angst nicht in den Griff bekommen. Mein Puls ist durchgehend auf hundertachtzig, die Welt nehme ich nur durch einen Tunnelblick wahr, ich fühle mich gehetzt und erschöpft. Schon wieder habe ich viel zu viele Nachrichten gelesen, und die rasende Geschwindigkeit, mit der sich das Schreckenskarussell in meinem Kopf dreht, macht einen Ausstieg unmöglich. Mit Panik in den Augen sitze ich am Küchentisch – und habe Angst.

Ich schließe die Augen.

Ein felliger Arm legt sich um meine Schulter.

„Naaaa“, grölt eine kratzige Stimme.

„Schlechter Tag, was?“

Ich nicke stumm.

Eine schwere Pranke landet auf meinem Oberschenkel, ein bisschen zu fest, so wie das aggressive Leute machen, um ihre Macht zu demonstrieren.

Eine leichte Empörung steigt in mir auf.

„Ja, weißt du“, sagt das Monster und lässt sich ächzend vor mir auf den Stuhl fallen, „das hat natürlich seinen Grund.“

Ich nicke erneut.

„Denn“, fährt das Monster fort, „es wird alles genau so kommen, wie du es dir vorstellst. Schließlich bist du ja schlau. Du hast alles genau durchdacht, oder?“

„Ja …?“, antworte ich.

Ein pelziger Finger schnellt nach vorne.

„Siehst du!“, ruft das Monster. „Da hast du's. Es wird so schlimm, wie du sagst. Nein, es wird sogar noch schlimmer!“

Oh nein.

„Noch schlimmer?“, frage ich.

„Oh ja! Du wirst nicht nur krank, du wirst auch arm. Das spielt aber keine Rolle mehr, weil es ohnehin noch eine Pandemie geben wird, mit einem dieser grauenhaften Viren aus dem auftauenden Permafrost. Im globalen Faschismus. Und dir ist ja klar, wie das dann alles endet, oder?“

Ich hebe eine Augenbraue.

Das fellige Etwas beugt sich nach vorne und flüstert mit dramatischer Stimme: „Im … *Atomkrieg!*“

Es lehnt sich zurück und blickt mich selbstzufrieden an. Ein Grinsen spielt um seine Mundwinkel. Ich werde unwirsch.

„Das ist doch Quatsch“, antworte ich. „Ich habe ganz reale Ängste. Das, was du hier von dir gibst, ist einfach nur Unsinn.“

„Ah, ah, ah!“, fällt mir das Monster ins Wort und hebt erneut den Finger. „Unsinn? Das alles ist real. Deswegen denkst du ja darüber nach. Guck doch mal in die Zeitung, steht alles da drin. Alle wissen es, und du solltest es auch wissen. Oder willst du etwa den Kopf in den Sand stecken? Vogel-Strauß spielen? Das wird nichts ändern. Die Katastrophe *kommt!*“, ruft es theatralisch.

Ich habe immer mehr das Gefühl, eine schlechte Serie zu gucken, ohne ausschalten zu können. Doch so langsam habe ich genug.

„Also“, sage ich, „für so einen Schwachsinn habe ich echt keine Zeit.“

Das Monster schaut mich verblüfft an. Dann wirft es mir einen drohenden Blick zu. „Was hast du gesagt?“

Ich blicke es nachdenklich an.

„Ich glaube, du brauchst einen Namen“, sage ich.

„Wozu das denn?“, fragt es verwirrt.

Ich stehe auf.

„Ich nenne dich Johnny“, sage ich. „Und mehr gibt‘s gerade nicht zu besprechen. Ende der Diskussion.“

Johnny steht der Mund offen.

„Aber …“, setzt er an. „Was ist denn jetzt mit dem Atomkrieg?“

Ich mache mich an den Abwasch.

„Später. Merk dir, was du sagen wolltest."

Johnny kneift wütend die Augen zusammen.

„Na warte", zischt er mich an. „Das wirst du noch bereuen. Du wirst noch an mich denken. Warte nur, ich werde dich …"

Nun ist es genug. Ich packe Johnny an seinem felligen Schopf und schiebe ihn durch die Tür aus der Wohnung nach draußen.

„Kann sein", sage ich. „Aber heute nicht."

Ich öffne die Augen.

Die Angst ist weg.

STRUDIA

STRUDIA ist das etwas lustige Akronym für ‚Strukturierte, disziplinierte Abgrenzung'. Und ja, der Name klingt absichtlich wie ein Hustensaft aus den fünfziger Jahren, denn es ist ungemein hilfreich, wenn man nicht aus allem ein Drama macht. Außerdem geht der Begriff gut über die Lippen, und man kann ihn hervorragend als Buzzword benutzen, wenn man wieder einmal alle guten Vorsätze vergessen hat.

Du denkst seit Stunden im Kreis? STRUDIA!
Du kannst vor Angst kaum noch atmen? STRUDIA!
Die Welt stürzt dich in Depressionen? STRUDIA!
Die Selbstzweifel fressen dich auf? STRUDIA!

Die Idee für diesen Namen kam mir, als Anna einmal in einem unserer Gespräche die drei wichtigsten Grundsätze ihrer Methode erläuterte:

Struktur

Es ist ungemein wichtig, strukturiert vorzugehen. All meine Versuche, meiner Angst Herr zu werden, waren bisher daran gescheitert, dass ich in der größten Not nur ein Sammelsurium aus Techniken und Ratschlägen in meinem Kopf vorfand, das mich völlig überforderte. Meine Angst spülte dann einfach alles hinfort.

Ich brauchte *ein* System. *Eine* Technik, auf die ich jederzeit zurückgreifen konnte. „Wenn ich dich nachts um drei wecke, musst du das können", war ein Lieblingsspruch meiner Lehrer, damals in den Achtzigern. Ich fand das immer völlig albern, aber hier und jetzt traf es zu. Ich musste die Technik jederzeit instinktiv und ohne nachzudenken anwenden können. Und dafür musste ich ein Standardverfahren entwickeln. Etwas, das ich trainieren konnte, bis es mir in Fleisch und Blut übergegangen war.

Disziplin

Disziplin – eine Tugend, die mir wenig Freude bereitete. Aber sie war genauso wichtig wie Struktur. Das beste System war nutzlos, wenn es nicht zur Anwendung kam. Ich musste mich also dazu bringen, die Technik auch dann zu benutzen, wenn ich mich gerade nicht danach fühlte. Wenn ich müde war, mutlos, desillusioniert. Ich neigte bisweilen dazu, es mir etwas bequem zu machen – weil ich ja Angst hatte. Die Angst flüsterte mir dann gerne ins Ohr, was für ein Unsinn das doch alles sei. Dass ich mir nur etwas vormachte. Dass STRUDIA eine Meditation für Kinder sei, eine alberne Sache, die der harten Wirklichkeit nicht gerecht werden würde.

Derartige Gedanken musste ich in solchen Momenten ignorieren, egal, wie es mir gerade ging. Ich musste darauf vertrauen, dass ich für das, was ich hier tat, einen guten Grund hatte. Zur Not musste ich dieses Vertrauen simulieren, und es meinen inneren Kontrolleuren unterjubeln wie einen gefälschten Pass. Es musste sich hinter mir abrollen wie ein Sicherheitsseil, während ich tief unten in meinem inneren Höhlensystem unterwegs war. Was ich brauchte, war eine fast schon eiserne Disziplin, eine bedingungslose Bereitschaft, meine eigenen Überzeugungen nicht infrage zu stellen.

Abgrenzung

Der Kern des Ganzen. Um nichts anderes ging es: Abgrenzung. An der Überzeugung festzuhalten, dass diese Angst nicht mein Freund war – und sie entsprechend zu behandeln. Denn sie war kein Freund. Sie wollte nichts Gutes für mich. Sie wollte mich nicht beschützen, mir nicht helfen oder den Weg weisen. Sie wollte mich nur für sich allein. Sie war wie der lila Minion – eine groteske, mutierte Version der süßen, gelben, hilfsbereiten Minions, eine zombiehafte Version von Umsicht und vorausschauendem Handeln. Nichts an dieser Art von Angst war hilfreich. Die endlosen Gedankenspiralen führten nirgendwo hin. Diese Angst war wie ein Parasit, der all meine Energie, Lebensfreude und mein Selbstbewusstsein aus mir heraussaugte. So wollte ich nicht leben, so will ich nicht leben, niemand sollte so leben – und deshalb lautet das wichtigste Mantra von STRUDIA:

Es wird nicht diskutiert.

Das ist der entscheidende Satz. Ein Satz für die Ewigkeit. Ein Satz, um ihn sich auf den Unterarm zu tätowieren, an den Spiegel zu hängen und auswendig zu lernen.

Es wird nicht diskutiert.

Wir halten uns alle für vernunftbegabte Wesen. Wir glauben, dass es auf jede Frage eine Antwort gibt und das beste Argument immer gewinnt. Aber das ist Unsinn. Es ist Quatsch. Man kann seine Angst nicht inhaltlich stellen, weil die Inhalte völlig irrelevant sind. Es geht um die Form; um die Art, *wie* man Angst hat – was man alles mit sich machen lässt und welche Grenzen man seinen Monstern aufzeigt. Und weniger darum, ob es eine Glücksgarantie geben kann oder nicht (Spoiler: gibt es nicht).

Es geht nicht um die Inhalte. Es geht nicht darum, ob jemand den roten Knopf drückt oder ob der Herd noch an ist. Es geht darum, dass man seiner Angst nicht die Lufthoheit überlässt und verloren geht bei der nicht enden wollenden Suche nach vollkommener Sicherheit. Darum, sich nicht von den Monstern so lange durch das eigene Heim jagen zu lassen, bis man vor Erschöpfung kollabiert.

Denn die einzige Antwort auf diesen Terror ist Abgrenzung. Das bedeutet: Wenn das nächste Mal ein Monster vor deiner Tür steht, um endlose Vorträge darüber zu halten, wie furchtbar und gefährlich alles ist: Mach die Tür einfach wieder zu. Diese Entscheidung kannst du jederzeit treffen.

Du kannst nicht entscheiden, keine Angst zu haben, aber du kannst *jederzeit* entscheiden, nicht mit der Angst zu diskutieren.

Das ist alles. **Stru**kturierte, **di**sziplinierte **A**bgrenzung. STRUDIA. Eine Technik, ein System, um klar zu erkennen, was diese Ängste in Wirklichkeit sind:

Kleine Biester, die keine Ahnung haben. Lass dir von denen nicht die Butter vom Brot nehmen!

KAMPFKUNST FÜR DEN KOPF

Von diesem Tag an hatte niemand mehr Angst. In Windeseile verbreitete sich die Kunde einer kinderleichten, hochfunktionalen Heilmethode, und das änderte den Lauf der Geschichte. Alle Menschen wurden glücklich und die Erfinder dieser revolutionären Technik ziemlich reich.

Nun ja, die Realität wird wahrscheinlich etwas anders aussehen. Denn natürlich klingt das alles erstmal einfach und leicht, aber in der Praxis bedeutet STRUDIA zunächst einmal Arbeit. Viel Arbeit. Und selbstverständlich ist meine Angst immer noch der Ansicht, dass das *ihre* Butter auf meinem Brot ist. Sie hat sich all die Jahre pudelwohl bei mir gefühlt: Sie wurde von mir durchgefüttert und alle hörten auf das, was sie sagte – sie war der Boss. So einen Status gibt niemand gerne auf.

In vielen Meditationen geht es um Entspannung. Darum, alles loszulassen, zu atmen, nicht zu bewerten, einfach nur im Hier und Jetzt zu sein und alle Gedanken loszulassen. Darum geht es bei STRUDIA eindeutig nicht. STRUDIA ist eine Kampfkunst für den Kopf. Eine Technik, die darauf abzielt, geistige Muskeln aufzubauen, Griffe, Hebel und Würfe zu erlernen, um sich aktiv den eigenen Platz in seiner inneren Welt zurückzuerobern.

Und bei mir war das bitter nötig, denn da hatte sich eine ganze Horde Monster in mir breitgemacht. Sie hingen auf meinem Sofa rum, lagen auf meinem Bett, fraßen mir die Vorräte weg, jagten mich durch die Zimmer und schubsten mich herum. Sie brüllten mich an, dachten sich die schrecklichsten Geschichten aus und hatten ihren Spaß dabei, mich über jedes Stöckchen springen zu lassen.

Und ich ließ es zu. Ich hatte mir meinen Platz streitig machen lassen – in meinem eigenen Heim. In *meiner* Wohnung. Als ich mir das bewusst machte, spürte ich eine unbändige Wut in mir aufsteigen: auf mich, weil ich mich von meiner Angst hatte beherrschen lassen, und auf die Angst, weil sie mir meine Lebenszeit und meinen Seelenfrieden geraubt hatte.

Doch ich hatte ja endlich ein Mittel dagegen gefunden. Ich müsste in Zukunft lediglich meine Angst visualisieren, mir eine dazu passende Szene ausdenken, meiner Seele also eine Action-Komödie vorspielen, in der die Angst keine Macht mehr über mich hatte, und alles wäre in Butter. Aber ganz so einfach war es nicht. Denn natürlich wäre das alles langweilig, wenn nicht auch die Monster einen mächtigen

Verbündeten an ihrer Seite hätten. Einen Verbündeten, der das Potential hatte, meine ganze schöne innere Filmwelt zu pulverisieren und der Angst die Kontrolle über mich zurückzuverschaffen.

Den Zweifel.

FELLBÜSCHEL

Wie bereits erwähnt, haben so gut wie alle Ängste eine gewisse Berechtigung. Alle Bedrohungen, vor denen ich mich fürchtete, waren real. Für jedes einzelne Schreckensszenario, das ich mir ausmalte, bestand eine gewisse Wahrscheinlichkeit, dass es tatsächlich eintreffen könnte. Die Augen davor zu verschließen, erschien mir nach wie vor töricht und fahrlässig. Und so stand ich vor einem Dilemma: Wie sollte ich entscheiden, welche Ängste berechtigt und welche unangemessen waren? Schließlich war ich bisher davon ausgegangen, dass es so etwas wie unangemessene Ängste gar nicht geben konnte.

Zum Glück gab es Hinweise. Zum Beispiel: Wenn man das, was die Angst da von sich gab, in einer Zeitung drucken würde, welche wäre das wohl? Die *Süddeutsche Zeitung*, mit einer nüchternen Überschrift und einer unaufgeregten Analyse? Oder eher die *BILD*, mit einer blutroten Schlagzeile auf schwarzen Balken und einem bedrohlichen Fahndungsfoto? Wenn Letzteres zutraf, handelte es sich vermutlich um das, was ich „Monster-Talk“ nannte: reine Angstmacherei. Eine verzerrte und verkürzte Darstellung der Realität, ohne fundierte Analyse. Kurz gesagt: Müll.

Wenn ich zögerte, anderen Menschen meine Gedanken mitzuteilen, war das ein deutliches Warnsignal. Wenn dieselben Gedanken immer und immer wieder auftauchten, konnte ich davon ausgehen, dass sie ungesund waren. Je hektischer, manischer und panischer die Angst mir ihre umfassenden Bedenken darlegte, desto größer war die Wahrscheinlichkeit, dass es dabei gar nicht um die Sache selbst ging.

Auf diese offensichtlichen Betrugsversuche meiner Angst fiel ich nicht mehr herein. Nur leider merkten die Monster mit der Zeit, dass ihre plumpe Art nicht mehr funktionierte, und sie fingen an, sich zu verstellen. Sie tarnten sich als Anwälte, Ärzte, Buchhalter – als Leute, die wirklich Ahnung hatten. Sie sprachen sehr eloquent, wirkten gebildet und überaus seriös. Sie plauderten ungezwungen und scheinbar freundlich auf mich ein.

Was könnte zum Beispiel schlecht daran sein, seine Finanzen für drei Jahre im Voraus zu planen? Das war ja nur gewissenhaft! Und selbstverständlich gab es nichts dagegen einzuwenden, das fast jeden Abend zu machen, denn hey, vielleicht hatte man sich ja verrechnet? Also besser nochmal nachprüfen. Es ist erstaunlich, wie vernünftig man sich fühlen kann, während man gerade den größten Schwachsinn veranstaltet.

In solchen Momenten sprach ich gerne davon, dass ich einen Fellbüschel übersehen hatte. Wenn mir der manische Unterton meiner Gedanken entgangen war, wenn ich mich erneut von der Angst hatte um den Finger wickeln lassen. Wenn ich mir einredete, dass es wirklich völlig normal sei, den Herd noch einmal zu kontrollieren. Oder zweimal. Okay, dreimal. *Safety first!*

Doch mit der Zeit entwickelte ich ein Gespür auch für diese Lügen. Ich wurde misstrauisch, wenn ich mir irgendein Schreckensszenario ausmalte und es sich anfühlte, als wäre es bereits eingetreten, oder zumindest, als stünde es unmittelbar bevor. Dann nahm ich mir einen Moment Zeit für meine Monster-Meditation, stellte mir eine lächerliche Kreatur vor, die hektisch und eindringlich versuchte, mir diesen Quatsch zu verkaufen – und warf sie raus.

Doch natürlich kehrte sie zurück; so leicht gab die Angst mich nicht auf. Und jedes Mal, wenn sie wieder auftauchte, streute sie ein paar Zweifel in mein Herz. War ich nicht doch zu leichtsinnig? War *<hier irgendeine beliebige Angst einsetzen>* nicht doch eine ernst zu nehmende Bedrohung? Was, wenn ich mich fälschlicherweise in Sicherheit wiegte? Was, wenn ich mich dieses eine Mal irrte? Zu analysieren und zu erkennen, welcher dieser Gedanken ein Monster war, in welcher Verkleidung die Angst diesmal vor meiner Tür stand, war eine große Herausforderung. Zumal ich mit meiner Analyse oft nicht weiterkam, sondern die Wahrheit eher fühlen musste; so wie man in einer Diskussion mit einem toxischen, aber rhetorisch brillanten Menschen auf sein Bauchgefühl vertrauen muss, wenn man spürt, im Recht zu sein, aber gegen die Wortgewandtheit seines Gegenübers nicht ankommt. Jeden Tag standen die Monster dutzende Male vor meiner Tür, erzählten mir die wildesten Geschichten und begehrten Einlass.

Die Auseinandersetzung mit ihnen glich mehr und mehr einem Marathon. Und wer schon einmal einen Marathon gelaufen ist, der weiß: Ohne gute Kondition kommt man nicht weit.

Es half alles nichts: Ich musste trainieren.

GONNA FLY NOW

Ich habe in diesem Buch meine Monstergeschichten sehr bildhaft dargestellt. Vielleicht ist dabei der Eindruck entstanden, ich hätte so etwas wie eine Parallelrealität erschaffen, in die ich mich flüchte, wenn es mir schlecht geht. Das Gegenteil ist der Fall: Es geht bei STRUDIA nicht um Eskapismus. Es geht um Selbstermächtigung.

Visualisierung ist eine Technik, ein Werkzeug, um besser mit inneren Anteilen arbeiten zu können und vergleichbar mit einem Dojo: Man geht hinein, macht seine Übungen, und geht wieder nach Hause. Doch dafür braucht es Training. Übung. Dieser Teil ist wichtig. Ohne Training kann kein Körper Muskeln aufbauen, und ebenso verhält es sich mit dem Geist. Struktur und Disziplin sind hierfür unerlässlich. Als ich mich noch in meinem Tunnel aus Angst befand, hoffte ich oft auf Rettung. Auf einen Therapeuten, der mir irgendwas Schlaues sagen würde. Auf Spontanheilung. Auf guten Rat von Freunden, auf Geborgenheit und Sicherheit in Beziehungen. Darauf, dass Reden etwas ändern würde.

Nur ungern widmete ich mich der Vorstellung, dass das, was nötig war, um gesund zu werden, mit Arbeit verbunden sein könnte. Dass niemand außer mir mich retten würde. Und dass ich dafür einen strukturierten Trainingsplan benötigte, den ich diszipliniert befolgen müsste. So etwas hört niemand gerne. Aber ich war letztlich zu der Überzeugung gelangt, dass kontinuierliches Training der einzige Weg war, um eine echte Veränderung zu bewirken. Auch wenn es ein unbequemer Weg war.

Ich liebe ‚Rocky'. Es ist ein grandioser Film, und der Soundtrack ist fantastisch. Doch wie in fast jedem Film über das Boxen (oder irgendeine andere Sportart) wird aus dramaturgischen Gründen der wichtigste Teil lediglich in einer kurzen Sequenz zusammengefasst: das Training. Die unendlichen Wiederholungen, die stupiden, nervtötenden, bisweilen schmerzhaften und manchmal frustrierenden Übungen, die nötig sind, um irgendwann einen Kampf gewinnen zu können. Tage, Wochen, Monate härtester Arbeit, präsentiert in einer einzigen, eindrucksvollen Sequenz zu den Klängen von ‚Gonna Fly Now'.

Aber jeder, der schon mal geboxt hat, weiß: Das, was im Film nur ein Prozent der Handlung ausmacht, sind in Wirklichkeit neunundneunzig Prozent. Das ist der wichtigste Teil. Allerdings wäre so ein Streifen, der das

Training in voller Länge zeigt, ziemlich öde, und leider war mein Leben ohnehin kein Film. Ich musste da durch.

Aber das Schöne ist: Training funktioniert. Wer jeden Tag die Langhantel stemmt, baut Muskeln auf. Und wer jeden Tag STRUDIA praktiziert, kann sich besser abgrenzen. Übung ist alles. Ich musste lange trainieren, um meine Angst in ihren verschiedenen Erscheinungsformen schnell zu entlarven und in die Schranken weisen zu können. Und ich trainiere immer noch, um diese Fähigkeit nicht zu verlieren. Daran führt kein Weg vorbei, und niemand kann mir diese Arbeit abnehmen.

Es gibt allerdings etwas, was die Sache leichter macht: eine Vision. Ein Bild davon zu haben, wie es sein soll. Die Überzeugung, das Richtige zu tun und den unbedingten Willen, daran festzuhalten. Womit wir wieder bei Luke Skywalker und seinem versunkenen Raumjäger wären. Die wichtigste Zutat für den Erfolg ist und bleibt:

Glaube.

BELIEVE

In der brillanten Serie ‚Ted Lasso' kommt ein American Football-Coach nach England, um als Fußballtrainer zu arbeiten – eine Sportart, die er nicht kennt. Was er zunächst nicht weiß: Er wurde von der Besitzerin des Vereins lediglich in der Hoffnung angeheuert, dass er diesen zugrunde richtet. Warum? Sie möchte sich an ihrem Ex-Mann rächen, der ihr den Club in einem Scheidungsverfahren überlassen musste. Alles klar?

Ted Lasso hat also so gut wie keine Ahnung von der Sportart, die er ab jetzt trainieren soll – aber er hat viel Erfahrung im Coaching. Und er glaubt daran, dass er Erfolg haben kann, wenn er es schafft, aus den Spielern eine Gemeinschaft zu formen. Wenn es ihm gelingt, aus jedem Spieler die beste Version seiner selbst zu machen – auf dem Feld und persönlich. Als Mantra, als Leitfaden, hängt er ein großes Schild mit der Aufschrift ‚BELIEVE', Glaube, in die Umkleidekabine. Im weiteren Verlauf der Serie zeigt sich, dass er solche Schilder auch überall in seiner Wohnung aufgehängt hat.

Es ist der rote Faden, der sich durch sein Leben zieht: Der Glaube, dass es sich lohnt, durchzuhalten, auch wenn man manchmal verliert. Dass es am Ende nicht einmal darauf ankommt, ob man gewinnt oder verliert. Bei STRUDIA steht der Teil mit der Disziplin für genau diese Art von Glauben. Aber es geht um weit mehr als das: Es geht darum, sich den Glauben, die Überzeugung, die *Gewissheit* zu bewahren, dass die Angst kein Freund ist. Dass die Monster keine Freunde sind. Dass diese Art zu denken, diese Art, die Welt zu interpretieren, diese Art zu handeln, nicht im eigenen Interesse ist. Dass sie falsch ist. Dass sie direkt in die Dunkelheit führt. Es ist ein Satz, der direkt unter „Es wird nicht diskutiert" aufs Herz tätowiert gehört:

Die Angst ist nicht dein Freund.

Sie war vermutlich mal einer. Die meisten Angststörungen entstehen durch traumatische Erfahrungen, meist in der Kindheit – ein guter Moment, um noch einmal darauf hinzuweisen, dass eine Therapie bei einer Angststörung unerlässlich ist. Die Gefahr, der man damals ausgesetzt war, existiert in der Regel nicht mehr, aber das spielt keine Rolle: Diese Art von Bedrohung fühlt sich immer akut an.

Deshalb haben Traumata, egal wie alt sie sind, einen so großen Einfluss auf unsere Gegenwart. Wer sich näher mit dem Thema beschäftigen möchte, findet am Ende des Buches einige Buchtipps dazu. Da die Ursache der Angst für die Funktionsweise von STRUDIA irrelevant ist, habe ich dieses Thema in diesem Buch nicht weiter vertieft.

Wichtig ist an dieser Stelle nur, zu wissen, dass solche Angstzustände durch sogenannte Trigger ausgelöst werden können, die Ursache der Angst jedoch in der Vergangenheit liegt. Doch das Gehirn sucht immer im Hier und Jetzt nach logischen Erklärungen für die körperlichen und psychischen Symptome – und findet sie auch, weil die Zahl potenziell gefährlicher Dinge unendlich groß ist. Das ist der Grund, warum bei Menschen mit Angststörungen die Ängste wie Flipper-Kugeln hin und her springen: Eben noch in Panik angesichts der Klimakatastrophe, im nächsten Augenblick auf dem Weg ins Krankenhaus, um einen Herzinfarkt auszuschließen.

Wir sind es gewohnt, auf unsere Angst zu hören. In gesundem Maße ist das hilfreich und bewahrt uns davor, immer wieder auf eine heiße Herdplatte zu fassen. Schlau. Aber diese alte, außer Kontrolle geratene Angst will schon lange nichts Gutes mehr. Sie weiß tatsächlich gar nicht, was sie will oder braucht, und hat auch keine Vorstellung davon, wo und *wann* sie sich befindet. Sie stammt nicht aus dieser Zeit. Sie kennt nur eins: Das grenzenlose Bedürfnis nach allumfassendem Schutz, um jeden Preis. Deshalb benötigt diese Art von Angst Führung und klare Ansagen. Ein Ertrinkender in Panik, der keinen klaren Gedanken mehr fassen kann, sollte definitiv nicht das Kommando über seine eigene Rettungsmission erhalten. Ich kann es nicht oft genug betonen, denn es ist die Basis von STRUDIA, die grundlegende Voraussetzung, um wieder handlungsfähig zu werden: die unbedingte und nicht verhandelbare Überzeugung:

Die Angst ist nicht dein Freund.

Und dazu werden keine Gegenargumente angehört. Die Welt der Monster ist nicht gemacht für basisdemokratische Abstimmungen. Das oberste Gebot lautet:

Es wird nicht diskutiert.

Das wird sicher nicht jeder mögen. Aber so ist es eben. Wir müssen nicht allen Menschen um uns herum gefallen, und ganz sicher müssen wir nicht unseren Monstern gefallen. Es geht um Abgrenzung. Und wo die Grenze verläuft, das bestimmen wir.

RING OF FIRE

Johnny und seine zahlreichen, namenlosen Freunde sind gekommen. Ich habe sie eingeladen, und sie drängeln sich mit einer Mischung aus Misstrauen und freudiger Erwartung um mich herum.

„Worum geht's denn?", fragt einer.

Johnny zuckt mit den Schultern.

„Keine Ahnung", brummt er und wirft mir einen verunsicherten Blick zu. „Hat er nicht gesagt."

„Vielleicht", überlegt ein drittes Monster, „braucht er ja unseren Rat."

Johnny Miene hellt sich auf.

„Ja, stimmt! Das muss es sein. Heute Morgen hat seine Brust wieder wehgetan …"

„Tumor", wirft ein Monster mit lila Punkten ein.

„Lungenembolie", brummt etwas Grünes.

Johnny wedelt mit der Hand herum. „Wir können später abstimmen, um welche ernste, lebensbedrohliche

Krankheit es sich handelt. Jetzt hören wir erstmal, was er zu sagen hat."

Sie blicken mich erwartungsvoll an.

Ich räuspere mich.

„Ich habe euch heute eingeladen,“, sage ich, „um einmal grundsätzlich eine Grenze zu ziehen. Um klarzumachen, wo euer Platz ist, und wo meiner.“

Die Monster glotzen mich verständnislos an.

„Welche Grenze?“, fragt einer lahm.

„Ja, welche Grenze?“, will Johnny wissen. „Ich dachte, wir wohnen alle hier. *Mi casa es tu casa*, weißt du nicht?“

Ich schüttele den Kopf.

„Ja, das war mal. Jetzt ist all das hier“, ich deute mit einer Hand auf so ziemlich alles um mich herum, „mein Bereich. Und das da hinten“, meine Hand deutet auf einen weit entfernten Platz, „kann euer Bereich sein. Oder sonst irgendwo. Nur nicht hier. Nicht bei mir. Hier ist ab sofort Monster–Sperrzone. Kein Zutritt. Und schon gar keine Gespräche.“

Die Monster glotzen noch immer verständnislos.

„Hä?“, fragt einer.

„Verstehe ich nicht“, sagt ein anderer. „Das ist doch alles unser Gebiet hier.“

„Genau“, sagt ein Dritter, „wir wohnen hier!“

„Nee“, antworte ich. „Nicht mehr. Ich bin es leid, ständig über irgendeinen Quatsch mit euch zu diskutieren.

Ich will meine Ruhe. Und dafür brauche ich Platz. Wenn ich jetzt also bitten dürfte?“

Ich erhebe mich.

Johnny grinst mich höhnisch an.

„Ach ja? Du willst uns loswerden? Na, das will ich sehen. Willst du uns etwa zwingen? Wie denn?“ Er lacht dröhnend.

Ich beachte ihn gar nicht. Ich habe einen Kanister aufgeschraubt und laufe in einem großen Bogen im Kreis. Das Benzin plätschert hinter mir auf den Boden, und die Monster weichen zurück, bis sie außerhalb des Kreises stehen und ich in seinem Inneren.

Johnny blickt mich argwöhnisch an.

„Das bringst du nicht“, sagt er drohend.

Mein Sturmfeuerzeug klickt.

„Oh doch“, sage ich.

Mit triumphierendem Blick setzt Johnny eine Tatze auf den Benzinkreis.

Ich lasse das Feuerzeug fallen. In rasender Geschwindigkeit entzündet sich das Benzin und bildet einen Feuerring um mich herum.

In letzter Sekunde zieht Johnny seine Tatze zurück und klopft sich hektisch ein paar Funken aus dem Fell. Seine Kollegen blicken etwas betreten in die Runde.

„Bist du verrückt geworden?“, klagt Johnny. „Was ist denn bloß in dich gefahren?“

„Ich selbst“, sage ich. „Bitte gut merken: Ab jetzt halten alle die Klappe. Wenn ich etwas hören will, sage ich Bescheid. Wird aber nicht passieren. Ende der Diskussion. Soweit alles klar?“

Fassungslose Stille. Nach einiger Zeit ziehen meine Monster langsam, mit finsterem Blick und Tränen in den Augen, von dannen.

„Wir waren so gute Freunde“, klagt eins. „Wir hatten so viel Spaß zusammen.“

Johnny blickt sich grimmig um. „Hier ist das letzte Wort noch nicht gesprochen“, faucht er.

Ich winke ihm fröhlich hinterher.

„Bis später“, rufe ich. „Komm gern vorbei, aber ab jetzt sage ich, wo es langgeht.“

Ein letztes Knurren.

Dann ist er weg.

SCHIFFBRUCH MIT TIGER

In einer frühen Version dieses Buches schilderte ich mein Leben und meine Angststörung auf eine sehr realistische, detaillierte und dramatische Art und Weise. Ich hatte die Vorstellung, dass die eindringliche Beschreibung meiner inneren Dunkelheit nötig sei, um das Licht von STRUDIA danach umso heller strahlen lassen zu können.

Es stellte sich heraus, dass das keine gute Idee war. Abgesehen davon, dass vieles davon in die Rubrik ‚*too much information*' fiel, bekam ich selbst furchtbar schlechte Laune beim Schreiben. Ich machte den gleichen Fehler wie zu Beginn meiner Arbeit mit Visualisierungen: Ich zeichnete ein unvorteilhaftes Bild von mir und machte mich dadurch klein. Durch die einseitige und negative Art der Selbstdarstellung verzerrte ich meine Realität, und noch während ich schrieb, fing ich an, mich schlecht zu fühlen. Ich manipulierte meine Wahrnehmung, ohne es zu merken.

So etwas kann passieren. Wir versuchen durch Worte eine Vorstellung davon zu bekommen, wer wir sind, und präsentieren das Ergebnis dieser Arbeit dann der Welt. Wir formen unsere Identität, indem wir bestimmte Aspekte unserer Persönlichkeit besonders hervorheben („Ich bin St. Pauli-Fan“) und andere verschweigen („Den HSV finde ich eigentlich auch nicht schlecht“). Wir zeigen uns in einem Licht, das uns gefällt, und glauben oft, dass es dazu keine Alternative gibt. Dass das Licht neutral ist und die Antwort auf die Frage, wer wir sind, bereits feststeht. Dass wir lediglich die richtigen Worte finden müssen.

Aber dem ist nicht so. Wir stricken alle an unserer eigenen Legende, und bisweilen belügen wir uns dabei selbst. Plustern uns auf oder machen uns kleiner, als wir sind, und produzieren so ein Bild unserer Persönlichkeit, das der Komplexität unseres Wesens nicht gerecht wird. Und da unsere Seele nicht zwischen realen und erfundenen Bildern unterscheiden kann, glaubt sie irgendwann das, was wir erzählen, und so werden wir mit der Zeit ein Stück weit zu der Person, die wir vorgeben, zu sein. Im besten Fall bedeutet das: Je unbeschwerter die Geschichten sind, die wir über uns erzählen, desto leichter ist unser Schicksal.

Wie viel Raum wir den problematischen Anteilen unseres Lebens in unseren Erzählungen einräumen und wie viel den glücklicheren, hat einen großen Einfluss auf unsere Zufriedenheit. Jeder von uns kennt diesen einen Freund, der sich den ganzen Tag beschwert, obwohl es ihm eigentlich gut geht, und diese eine Freundin, die noch in den schwersten Stunden positiv und zuversichtlich bleibt. Und mit wem verbringen wir lieber Zeit? Wer beeindruckt uns mehr? Wer führt wahrscheinlich ein glücklicheres Leben?

In Ang Lees Meisterwerk ‚Life of Pi', nach einem Roman von Yann Martel, wird die Geschichte eines schiffbrüchigen Jungen erzählt, der zusammen mit einem Tiger auf einem Rettungsboot auf dem Meer treibt. Es ist eine erbauliche Überlebensgeschichte, aber am Ende des Films wird klar, dass alles, was man gesehen hat, zumindest teilweise eine Metapher für wahrhaft grauenhafte Ereignisse war. In einer Schlussszene werden die nüchternen Fakten offenbart, und der Film endet mit der Frage: In beiden Erzählungen gerät ein Junge in Seenot, leidet und wird gerettet – aber welche von beiden ist die bessere Geschichte? Und die Antwort lautet: die mit dem Tiger.

Was hat das jetzt mit STRUDIA zu tun? Ganz einfach: Mit den Geschichten, die wir täglich über uns erzählen, beeinflussen wir unsere Grundstimmung. Durch sie visualisieren wir, bewusst oder unbewusst, unser Selbst und definieren, wer wir sind und wo wir stehen. Hier schlagen wir das Basislager unserer Zufriedenheit auf – und je tiefer im Tal wir das tun, desto länger und beschwerlicher ist der Aufstieg zum Gipfel.

Es macht einen gewaltigen Unterschied, ob wir bei der Beschreibung unserer Probleme von einer schweren Angsterkrankung oder einer leichten Angststörung sprechen. Ob wir uns als hochgradig depressiv bezeichnen oder als etwas schwermütig. Unabhängig davon, wie ernst das eine oder andere Problem tatsächlich ist, ändert bereits die Art, wie wir das Problem beschreiben, etwas an der gefühlten Belastung.

Dabei geht es nicht darum, sich Dinge schönzureden oder sich etwas vorzumachen. Es geht darum, anzuerkennen, dass man bis zu einem gewissen Grad mit der Art, wie man seine Realität beschreibt, diese selbst formt. Und es lohnt sich, von dieser Möglichkeit ausgiebig Gebrauch zu machen, denn das spart viel Zeit auf dem Weg zum Glück.

ÜBER DIE RUNDEN

Theorie und Praxis sind unterschiedliche Dinge. Nur das Wissen darum, wie STRUDIA funktioniert, ändert noch gar nichts. Man muss es tatsächlich praktizieren, und auch dann kann der Heilungsprozess zunächst etwas zäh sein. So, wie man durch die ersten Liegestützen nach langer Zeit auf dem Sofa auch nicht sofort einen Traumkörper bekommt. In meinem Fall dauerte es zwei Jahre, bis ich meine Angst vollständig im Griff hatte – wobei ich allerdings die ersten eineinhalb Jahre leugnete, überhaupt ein Problem zu haben. Es geht also vermutlich auch schneller. Aber es braucht Training. Und das erfordert Geduld.

Am Anfang kommt man sich dabei möglicherweise etwas albern vor. Doch auch wenn die inneren Bilder von außen betrachtet vielleicht etwas kindisch oder lächerlich erscheinen, bedeutet das nicht, dass sie nicht wirkmächtig sind. STRUDIA ist kein Schönheitswettbewerb. Es würde auch (hoffentlich) niemand bei Rückenschmerzen eine

Physiotherapie verweigern, nur weil die unvorteilhaften Posen, die man während der Übungen einnehmen muss, sich nicht für ein Tinder-Profilbild eignen.

Es ist nicht schick, es ist nicht cool – aber es hilft. Insofern ist STRUDIA das geistige Äquivalent zu etwas peinlich anmutenden Körperübungen in einem schlabbrigen T-Shirt und Jogginghosen. Es geht nicht darum, gut auszusehen. Es geht darum, gesund zu werden. Denn der Leidensdruck kann enorm sein.

Vielleicht haben die Geschichten meiner Monster in diesem Buch den Eindruck erweckt, meine Ängste seien größtenteils harmloser Natur gewesen. Dieser Eindruck täuscht. Wie bereits erwähnt, habe ich mich bewusst dagegen entschieden, bezüglich meiner inneren Abgründe zu sehr ins Detail zu gehen, weil eine ausführliche Schilderung meiner damaligen psychischen Verfassung zum Verständnis von STRUDIA nichts beiträgt. Die amüsanten Beispiele sind völlig ausreichend, um das Prinzip dieser Technik zu verdeutlichen.

In gewisser Weise erzähle ich in diesem Buch jedoch meine Geschichte in der Version mit dem Tiger. Daher möchte ich an dieser Stelle nur betonen, dass STRUDIA mir auch bei psychischen Zuständen geholfen hat, die ich nicht mehr ironisieren konnte, und ein Licht war in meinen dunkelsten Stunden. Es ist ein mächtiges Werkzeug, das eine echte Veränderung bewirkt.

Und ein letztes Mal möchte ich darauf hinweisen, dass STRUDIA nur ein Puzzleteil sein kann beim Umgang mit psychischen Problemen. Wie ich schon mehrfach schrieb, ist eine Therapie bei PTBS, Angststörungen und Depressionen unbedingt zu empfehlen.

Das Sprechen über seelische Probleme wird in der Regel nicht sofort mit emotionaler Heilung belohnt, aber zu verstehen, warum man eine Angststörung, eine Depression oder ähnliche Probleme hat, ist von unschätzbarem Wert. Man muss wissen, wo man steht, um entscheiden zu können, wo es hingehen soll. Wissen und Fühlen sind die zwei Seiten der Medaille psychischer Gesundheit. Weder genügt es, nur die Symptome zu bekämpfen, noch, sich ausschließlich intellektuell mit seinen inneren Dämonen auseinanderzusetzen.

Es braucht beide Teile.

EIN BISSCHEN FRIEDEN

Wir waren jetzt sehr hart zu den Monstern. Wir haben sie aus der Wohnung geworfen, die Tür vor ihrer Nase zugeschlagen und sie ignoriert. Wenn wir unseren Job richtig gemacht haben, sitzen sie jetzt verstört und frierend im Regen, und versuchen zu verstehen, wie das alles passieren konnte. Das ist dann ein guter Moment, ihnen einen kleinen Schirm zu bringen oder im Vorbeigehen beruhigend auf die Schulter zu klopfen. Denn auch wenn sie keine Freunde sein mögen; streng genommen sind sie auch keine Feinde. Sie sind Echos einer alten Zeit, die mit aller Macht versuchen, jede erdenkliche Gefahr abzuwenden – nur leider um jeden Preis und unabhängig davon, ob da gerade eine akute Gefahr ist oder nicht.

Das A in STRUDIA steht für Abgrenzung, nicht für Angriff, und erst recht nicht für Auslöschung. Es geht nicht darum, die Monster – also die Ängste – zu zerstören. Das würde auch nicht funktionieren, und allein der Versuch hätte einen verheerenden Effekt auf unsere Seele. Denn auch wenn wir das mitunter nicht wahrhaben wollen: Diese Stimmen sind ein Teil von uns, ein Teil, der zumindest früher einmal eine sinnvolle Schutzfunktion hatte, mittlerweile aber permanent überreagiert. Darum ist es notwendig, eine gewisse Strenge an den Tag zu legen. Doch je mehr die neue Rollenverteilung von allen Beteiligten akzeptiert wird, desto nachsichtiger und freundlicher kann man mit den Monstern umgehen. Denn häufig handelt es sich bei ihnen um Persönlichkeitsfragmente eines jüngeren Ichs, die sich in der Welt des älteren, klügeren Ichs nicht zurechtfinden. Deswegen muss man für diese inneren Anteile die Rolle des Erwachsenen übernehmen. Wenn das gelingt und der eigene Führungsanspruch nicht mehr infrage gestellt wird, spricht nichts dagegen, den Monstern ein kleines Zimmer in seiner Innenwelt einzurichten, in dem sie in Frieden ihren Lebensabend verbringen können. Aber das ist schon eher was für die Fortgeschrittenen.

Die vielzitierte Akzeptanz hat an dieser Stelle also ihre Berechtigung. Solange die Angst aber noch Oberwasser hat, sollte man es damit nicht übertreiben. Sonst haben die Monster bald wieder das Sagen, und ehe man sich versieht, sitzen zehn der Kollegen auf dem Sofa und erzählen den ganzen Tag Schauergeschichten. Das ist keine Option.

Die Monster dürfen da sein, aber sie haben nicht das Geringste zu melden. Das ist der Deal.

DEIN PERSÖNLICHES STRUDIA

Meine Monster müssen nicht deine Monster sein. Für mich funktioniert diese Metapher gut, aber alle Menschen sind unterschiedlich, und möglicherweise ist mein Lieblingsfilm nicht dein Lieblingsfilm – sehr wahrscheinlich sogar. Zudem wirkt STRUDIA vermutlich sogar besser, wenn du dir eine eigene Bildsprache erschaffst und deine eigenen Charaktere und Szenen kreierst. Wichtig sind dabei nur zwei Dinge:

Zum einen musst du stets der Chef oder die Chefin in deiner inneren Welt sein. Mach nicht den gleichen Fehler wie ich, indem du ein Bild erschaffst, in welchem du gar nicht gewinnen kannst. Schutz zu visualisieren kann hilfreich sein, wenn man sich schwach fühlt, sollte aber, wenn überhaupt, nur ein Zwischenschritt sein. Das Ziel von STRUDIA ist es, nachhaltig und vollständig die Kontrolle über die eigenen Emotionen zurückzuerlangen. Lediglich nicht zu verlieren, ist nicht genug.

Zweitens: Erschaffe, wenn möglich, ein lustiges oder zumindest amüsantes Bild. Je lieber du dich in deiner inneren Welt aufhältst, je wohler du dich dort fühlst, desto leichter findest du in der Not hinein, und desto besser kannst du mit dem Bild arbeiten. Sorge für ein gutes Gefühl, wo und wann immer du kannst, denn die Arbeit mit den Monstern (oder welches Bild auch immer du wählen wirst) ist herausfordernd genug. Es ist nicht nötig, sich auch noch mit negativen oder verstörenden Bildern zu belasten. Mach es dir leicht. Was immer gut für dich funktioniert, ist richtig. Du bist der Regisseur des Films, den deine Seele sich ansehen wird. Drehe einen Film, der ihr gefällt.

Es kann weiterhin äußerst nützlich sein, nicht ständig neue Bilder zu erschaffen, sondern eine Art innere Welt aufzubauen, in die du immer wieder zurückkehrst. So wie ich meinem Hauptmonster irgendwann einen Namen und einen Charakter gegeben habe, um nicht jedes Mal die Szenerie von Neuem erschaffen zu müssen. Je einfacher der Zugang zu deiner inneren Welt und je vertrauter die Wesen, die sie bewohnen, desto schneller kannst du dich deinen eigentlichen Problemen widmen. Außerdem schafft diese Vertrautheit automatisch ein Gefühl von Sicherheit und, im besten Fall, von innerer Geborgenheit. Der Aufbau einer solchen Welt benötigt allerdings Zeit. Und zu guter Letzt: Überprüfe regelmäßig, ob die Bilder, die du erschaffst, dir wirklich guttun. Ob die Lösungen, die du in der Bilderwelt erarbeitet hast, in der realen Welt den gewünschten Effekt erzielen. Achte darauf, dass die Visualisierung nicht zu schwach ist oder möglicherweise am Thema vorbeigeht.

Der Erfolg von STRUDIA steht und fällt mit der Wahl des richtigen Bildes. Zögere nicht, das Bild radikal zu verändern, wenn du das Gefühl hast, etwas verbessern zu können, oder eine Szene einfach zu verlassen, die dir nicht guttut. Du bist der Regisseur. Du entscheidest, welche Wendung der Film nehmen soll, wie der Zuschauer – also du – sich fühlen soll. Du sitzt auf dem Regiestuhl und hast das Megafon in der Hand.

Benutze es!

EIN COLT FÜR ALLE FÄLLE

Dies ist ein Buch gegen die Angst. Es könnte aber auch ein Buch gegen das Rauchen sein. Oder gegen Zwangsgedanken. Denn ich habe festgestellt, dass STRUDIA auch bei vielen anderen, sagen wir mal, ungesunden Verhaltensmustern hilfreich sein kann. Ich weiß, ich lehne mich damit weit aus dem Fenster, aber ich kann nur von meinen Erfahrungen berichten.

Visualisierung ist so etwas wie das Schweizer Taschenmesser der Gefühlssteuerung. Und STRUDIA ist nur eine von vielen Varianten, wie dieses Werkzeug eingesetzt werden kann. Ich möchte jeden dazu ermutigen, diese Technik bei allen möglichen Arten von seelischen und geistigen Herausforderungen einzusetzen. Einfach von einer bestimmten Problematik vor dem inneren Auge ein Bild zu kreieren, und dann in diesem Bild an einer Lösung zu arbeiten. Ich bin mir sicher, dass die Ergebnisse sehr beeindruckend sein werden.

Ich habe J. K. Rowling und ihren ‚Riddikulus-Zauber' erwähnt. Wer Harry-Potter-Fan ist, dem wird sicher nicht entgangen sein, dass dies nicht das einzige Beispiel einer Visualisierung in Rowlings magischer Welt ist. Die Dementoren, riesige, verhüllte Wesen mit knochigen Händen, die alles und jedem in ihrer Nähe Zuversicht und Lebensfreude aussaugen, sind ein großartiges Bild für Depressionen. Und die Magie, die dagegen hilft, der ‚Patronus-Zauber', beschwört ein taghell leuchtendes, magisches Tierwesen, das Jagd auf die Dementoren macht und sie vertreibt. Um diesen Zauberspruch erfolgreich zu praktizieren, ist es nötig, sich an den glücklichsten Moment seines Lebens zu erinnern, trotz der Kälte, der Dunkelheit und der Taubheit, die der Dementor (also die Depression) hervorruft. Eine Visualisierung wie aus dem Bilderbuch.

Es scheint also ein offenes Geheimnis zu sein, dass Visualisierung bei allen möglichen Problemen hilft. Aber das ist alles nur Theorie, solange man es nicht selbst ausprobiert hat. Man kann hunderte Bücher über Wasser lesen, aber erst wenn man in den Fluss gesprungen ist, versteht man, was das Wort „nass" bedeutet.

Zeit, eine Runde schwimmen zu gehen.

DREH DEINEN FILM

Ich habe bereits gezeigt, wie Visualisierung funktioniert, wie man Bilder erzeugt und damit arbeitet. Dennoch mag dieses Konzept einigen noch immer abstrakt erscheinen. Ich selbst habe oft Ratgeber zum Thema Angst nach dem Lesen zugeklappt und gedacht, „Ja, cool, verstanden, interessant", nur um kurz darauf alles wieder zu vergessen.

Daher ist es sinnvoll, mit einer einfachen Test-Visualisierung zu beginnen, sozusagen zum Aufwärmen. Nichts Kompliziertes, nichts Überwältigendes, nur ein kleiner Kurzfilm.

Doch bevor wir beginnen, denke daran: Wenn du dich instabil fühlst, dissoziiert bist, unter posttraumatischen Belastungsstörungen oder unter anderen, ähnlich gravierenden psychischen Zuständen leidest, solltest du ohne therapeutische Begleitung zunächst nicht visualisieren. Gerade am Anfang kann diese Erfahrung sehr intensiv sein.

Fühlst du dich aber sicher genug oder befindest du dich gar gerade in einer therapeutischen Sitzung, kannst du loslegen!

Visualisierung erfolgt in **drei Schritten**:

Schritt eins: Wähle ein Thema.

Denk an eine Sache, die dich beschäftigt, ein Problem, das dich immer wieder umtreibt. Vielleicht ist das dieser eine Freund, gegen den du dich nicht abgrenzen kannst. Oder die Zigaretten, die du eigentlich nicht mehr rauchen möchtest. Als Anfänger wäre es gut, ein Thema zu wählen, das nicht allzu dramatisch ist, aber dennoch lästig genug, dass es dich in deinem Leben beeinträchtigt.

Schritt zwei: Erschaffe ein Bild.

Dann schließe die Augen und versuche, ein passendes Bild für dieses Problem zu finden. Lass uns bei dem Beispiel mit den Zigaretten bleiben: Du könntest dir vorstellen, dass ein schmieriger Vertreter an deiner Tür steht und dir Zigaretten anbietet. Oder die Zigaretten verfolgen dich wie Comic-Figuren. Vielleicht legt ein Monster seinen felligen Arm um deine Schulter und steckt dir eine Kippe zwischen die Lippen. Was immer für dich gut funktioniert, versuche, es dir so bildlich, farbig und lebensecht vorzustellen wie möglich. Je realer die Bilder erscheinen, desto besser wirken sie, desto erfolgreicher deine Arbeit.

Schritt drei: Film ab!

Nun hast du die Gelegenheit, innerhalb dieser Szene eine Lösung für dein Problem zu finden. Belebe die Szene. Vielleicht bekommt der Vertreter die Tür vor der Nase zugeschlagen. Die Comic-Zigaretten könnten von einem Bus überfahren werden, wobei der Tabak sich mit dem Straßenschmutz vermischt. Oder du trittst dem Monster auf die Füße und schlägst ihm die Zigarette aus der Hand. Wie lange diese Szene andauert, wie detailliert du sie gestaltest, ob du mit den Figuren deiner Geschichte interagierst oder nicht, liegt ganz bei dir.

Spüre anschließend nach, was diese Erfahrung mit dir macht. Verändert sich deine Wahrnehmung? Fühlst du eine Art Erleichterung? Falls du Raucher bist – merkst du eine Veränderung in deinem Verlangen? Oder bleibt alles beim Alten, ohne spürbare Unterschiede? Sollte das der Fall sein, hast du vielleicht nicht das passende Bild gewählt. Oder diese Methode wirkt bei dir nicht. Das ist möglich. Ich fand es immer eigenartig, wenn Autoren von Ratgebern behaupten, ihre Methode sei universell anwendbar. Ich glaube nicht an eine Einheitslösung für alle. Menschen sind verschieden, und manche reagieren stärker auf visuelle Reize als andere. Vielleicht ist STRUDIA für dich geeignet, vielleicht aber auch nicht.

Wenn es jedoch für dich funktioniert, eröffnet sich dir ein Reich unbegrenzter Möglichkeiten. Weder deiner Themenauswahl noch deiner Fantasie sind beim Drehen deines eigenen Films Grenzen gesetzt. Du verfügst nun über ein mächtiges Werkzeug, um direkt auf deine Gefühlswelt einzuwirken und Autonomie sowie Kontrolle über dein Befinden zurückzugewinnen.

Viel Spaß dabei und alles Gute.

50 WAYS TO LEAVE YOUR LOVER

Vielleicht hat dir der letzte Satz einen kleinen Schrecken eingejagt. Als hätte dir jemand die Grundlagen der Schauspielerei erklärt, nur um dich im nächsten Moment auf die Bühne eines ausverkauften Theaters zu stellen. Ich habe erzählt, wie Visualisierung funktioniert. Jetzt ist die Frage, was genau visualisiert werden soll. Die Möglichkeiten sind endlos, was uns zurück zu der Metapher mit der Speisekarte führt: Was soll man essen, wenn man alles essen kann? Was tun, wenn alles möglich ist?

Zum Glück gibt es auch im Bereich der Visualisierung so etwas wie *Best Practices*. Viele Menschen haben ähnliche Probleme, und so wie Physiotherapeuten während einer Behandlung das Rad auch nicht jedes Mal neu erfinden, gibt es einige bewährte Methoden bei der Arbeit mit inneren Bildern. Einige dieser Methoden möchte ich hier vorstellen, doch bevor wir beginnen, werfen wir zunächst noch einmal einen Blick auf die Grundlagen.

Vorbereitung: Ein Szenenbild entwerfen

Es ist hilfreich, nicht im luftleeren Raum zu agieren. Bevor du festlegst, was passieren soll, macht es Sinn, den Ort des Geschehens zu bestimmen. Entwirf idealerweise einen Raum, in dem du dich wohlfühlst. Um dir die Arbeit leichter zu machen, kannst du auf dir vertraute Elemente zurückgreifen, wie ein Zimmer, das du kennst, oder eine Landschaft, die du schon einmal besucht hast. Die Erfindung völlig neuer Orte ist ebenfalls möglich.

Nimm dir hierfür Zeit. Schließe die Augen und stelle dir alles so detailliert wie möglich vor: Wie sieht die Einrichtung aus? Welche Farbe haben die Wände? Ist da eine Tür? Fenster? Du kannst sogar versuchen, die Wärme der Sonne auf deiner Haut zu spüren oder den Staub im Zimmer zu riechen. Tauche tief in die Szene ein, als wärst du in einem Film. Du hast die Wahl, ob du selbst Teil davon sein willst oder lieber ein neutraler Beobachter bleiben möchtest.

Wichtig ist nur, dass die Szene das Thema repräsentiert, das du bearbeiten willst, und dein Gefühl dazu in irgendeiner Weise widerspiegelt. Erinnere dich an meine erste Visualisierung und die bildhafte Beschreibung des Wortes ‚gejagt' – obwohl das natürlich kein Wohlfühlraum war. Du könntest allerdings zunächst einen solchen erzeugen und von dort aus zum Problem weitergehen. Wenn das Bild, das du wählst, dein Grundgefühl verstärkt, bist du auf der richtigen Spur.

Optional: Wesen erschaffen

Nachdem du einen Ort für deine Visualisierung festgelegt hast, besteht die Möglichkeit, diesen mit Figuren zu beleben – das ist jedoch nicht zwingend erforderlich. Eine Visualisierung kann auch ohne lebendige Wesen wie meine Monster ihre Wirkung entfalten. In meiner Straßenszene beispielsweise entkam ich einer undefinierten Gefahr, und sowohl die Küchentür als auch der Holzbalken boten mir Schutz. Dennoch kann es nützlich sein, eine Form der Kommunikation mit deinen inneren Anteilen zu ermöglichen – dazu später mehr.

Wenn du dich dafür entschieden hast, Wesen zu erschaffen, lohnt es sich, diese so detailreich wie möglich zu gestalten. Ich statte meine Monster gerne mit lustigen Accessoires aus und gebe ihnen eine spezifische Fellfarbe. Erinnere dich an das Stethoskop und das Notstromaggregat – solche Details machen die Szene lebendiger und potenziell humorvoller. Jede Figur in deinem ‚Film' sollte eine bedeutende Rolle spielen, sei es das Monster, das versucht, dir eine Zigarette anzubieten, oder der Vertreter an deiner Tür, der dich zum Rauchen verleiten möchte. Jede dieser Rollen sollte einen deiner inneren Anteile verkörpern, wie beispielsweise deine Nikotinsucht oder einen Zwangsgedanken. Bei Beziehungsangelegenheiten kann es auch sinnvoll sein, eine konkrete Person zu visualisieren.

Mit dem Bild arbeiten

Nun ist alles bereit für den Start, und wenn du über eine starke visuelle Vorstellungskraft verfügst, wirst du vielleicht bereits bemerken, wie das Bild zu wirken beginnt. Es könnte sein, dass du Gefühle wie Beklemmung, Abscheu, Trauer, Wut oder Angst empfindest. Es ist auch möglich, dass du körperliche Reaktionen erfährst, wie plötzlichen Schwindel oder Übelkeit. Das gehört zum Prozess dazu – nimm dir die Zeit, das Bild auf dich wirken zu lassen, selbst wenn es sich zunächst etwas unangenehm anfühlt. Stellt das Bild das Problem dar, das dich belastet? Wenn ja, geht es jetzt darum, deine Gefühle, die du mit dem Bild verbindest, *innerhalb* dieser Szene zu verändern. Glücklicherweise gibt es hierfür eine Vielzahl von Möglichkeiten. In der Visualisierung unterscheide ich drei Arten von Dingen, die man tun kann:

Schutz suchen, Inhalte verändern und handeln.

Diese drei Arten von Möglichkeiten, eine Szene zu beeinflussen, sind für mich die wichtigsten Werkzeuge bei einer Visualisierung. Beginnen wir mit der

<u>Schutzsuche.</u>

Besonders für Anfänger kann die visuelle Trennung oder Abspaltung von verschiedenen Akteuren innerhalb der Szene eine effektive Methode sein, um sich zu schützen und die Kontrolle zu behalten. Es gibt verschiedene Möglichkeiten, dies umzusetzen, doch sollte man nicht versuchen, eine potenzielle Bedrohung oder andere unerwünschte innere Anteile zu zerstören. Das ist grundsätzlich nicht möglich, und nur der Versuch kann negative Auswirkungen haben. Besser ist es in dem Fall, dich oder das, was dich stört, zu separieren. Hier sind einige Aktionen, die du dafür in Betracht ziehen kannst:

Eine Trennwand nutzen: Errichte eine Mauer oder Glaswand zwischen dir und der Sache oder der Figur, von der du dich abgrenzen möchtest. Gestalte die Barriere so hoch, so dick und so breit, wie es für dein Sicherheitsgefühl erforderlich ist. Wenn du eine Glaswand nutzt, kannst du das Wesen oder die Sache, die dich bedroht, zwar noch sehen, aber du kannst dir sicher sein, dass sie dir nichts mehr tun kann.

Eine Schutzblase erzeugen: Stelle dir vor, in einer großen, sicheren Schutzblase zu sein, ähnlich wie sie Violetta im Pixar-Film ‚Die Unglaublichen' erzeugen kann. Damit bist du innerhalb der Szene jederzeit vollständig geschützt und musst keine einzelnen Schutzwände errichten.

Flüchten: Begib dich durch Teleportation oder Flucht an einen sicheren Ort, sei es ein Baumhaus, eine Raumstation, eine Insel oder was auch immer dir Sicherheit bietet. Du könntest auch einen Bunker oder Panikraum imaginieren. Bleibe dort, solange es nötig ist.

Eine Rüstung anlegen: Wenn eine Rüstung ausreicht, um dich in deiner Szene sicher zu fühlen, ist das ebenfalls eine gute Option. Eine Rüstung lässt dich im Gegensatz zu einer Schutzblase mobil bleiben.

Das alles ist ein guter erster Schritt, doch Schutz allein bringt dich nicht weiter. Dies wurde bei meiner ersten Visualisierung deutlich: Ich war zwar sicher in einer Küche hinter einer Holztür und einem starken Querbalken untergebracht, aber das Bedrohungsszenario blieb dasselbe. Eine Schutzsuche ist als erste Reaktion akzeptabel, doch es gibt eine deutlich bessere Möglichkeit, während einer Visualisierung seine Gefühle positiv zu beeinflussen. Man kann nämlich auch einfach

Inhalte verändern.

Während man bei der Schutzsuche nur mit Grenzen oder räumlicher Trennung in einer ansonsten unveränderten Szene arbeitet, kann man mit dieser Methode sehr viel mehr machen. Die Möglichkeiten sind nahezu unendlich, aber es stehen zum Glück ein paar Klassiker zur Verfügung:

Einfrieren (Freeze): Halte alles und jeden in deinem Bild an, so dass du die einzige Person bist, die sich noch bewegen kann. Das erlaubt es dir, die Szene genau zu inspizieren, Objekte oder Figuren zu berühren und zu untersuchen, ohne unter Handlungsdruck zu stehen. Ein Freeze verschafft dir sofortige Kontrolle über deinen inneren Film und deine Emotionen.

Verwandeln: Genau das habe ich mit meinen Monstern getan. Anstatt mir einen namenlosen Schrecken vorzustellen, visualisierte ich meine Angst einfach als ein intellektuell etwas limitiertes Monster. Etwas zu verwandeln, kann eine enorme Wirkung auf dein emotionales Erleben haben. Ob du nur ein paar Sachen verwandeln oder gleich ein ganz neues Bild erschaffen willst: Stell dir vor, du wärst ein Zauberer oder eine Hexe, der oder die alles um sich herum nach Belieben durch Magie nach den eigenen Vorstellungen verändern kann.

Entfärben: Eine ungewöhnliche, aber effektive Methode. Entziehe deinen Gegenspielern ihre Farbe. Wenn ein feuerspeiender Drache plötzlich nur noch graue Flammen spuckt, hat das eine entmachtende Wirkung auf sein Erscheinen. Ein Stummfilm in Schwarz-Weiß wirkt in der Regel nicht besonders bedrohlich, vor allem dann nicht, wenn der Rest der Szene bunt und belebt ist. Apropos Stummfilm: Du kannst sogar den Ton dieser Figuren leiser stellen oder ganz ausschalten (siehe Interaktion). Ein Versuch lohnt sich definitiv!

Archivieren: Verwende ein Foto oder eine Abbildung anstelle deines echten Gegenspielers, idealerweise gerahmt und in Schwarz-Weiß. Interessant hierbei: Je kleiner das Bild, desto geringer sein Einfluss auf das Geschehen. Diese Methode wird oft erfolgreich angewandt, um über Ex-Partner oder Ex-Freundinnen hinwegzukommen, oder um sich von übergriffigen Menschen oder seinen Eltern zu lösen. Stell dir die Person zuerst in Farbe vor und verwandle sie dann in ein Porträt. Dieses kannst du jetzt entfärben, einrahmen, verkleinern und, wenn du möchtest, an die

Wand hängen oder einfach in einer Schublade verschwinden lassen. Wirkt garantiert.

Das alles sind jetzt bereits sehr wirkungsvolle Techniken, um eine Szene aktiv zu verändern. Allerdings gibt es eine Sache, die noch stärker in ihrer Wirkung ist. Wenn wir uns selbst in der Szene aktiv bewegen, mit anderen Wesen interagieren und etwas tun, was den Gang der Ereignisse beeinflusst, ist die Wirkung am nachhaltigsten. ‚Machen ist wie Wollen, nur krasser', heißt es so schön, und damit ist es an der Zeit, ins

Handeln

zu kommen. Selbst aktiv zu werden, ist sehr hilfreich für den Prozess der Selbstermächtigung und häufig der unterhaltsamste Teil einer Visualisierung. Hier sind vier von zahlreichen Möglichkeiten, wie du durch eine Interaktion etwas in deiner Visualisierung verändern kannst:

Diskutieren: Wie ich in den Monstergeschichten in diesem Buch gezeigt habe, kann es sehr aufschlussreich sein, direkt mit seinen inneren Anteilen zu kommunizieren. Entscheidend ist, dass du während des Gesprächs die Führung übernimmst und ein klares Kommunikationsziel hast. Überlege dir schon vorher, was du mit dieser Unterhaltung bezweckst. Ein innerer Dialog kann hilfreich sein, um ein Verhaltensmuster sichtbar zu machen, ist auf Dauer aber oft ermüdend. Ich diskutiere schon länger nicht mehr. Mittlerweile genügt ein strenger Blick, und alle halten die Klappe.

Zum Schweigen bringen: Mein persönlicher Favorit und das Gegenteil von Diskutieren. Es geht darum, den Monstern oder was auch immer dein Bild sein wird, den Mund zu verbieten. Gerne auch auf die Art, wie in amerikanischen Sitcoms lästige Mitbewohner zum Schweigen gebracht werden – mit einem entschiedenen „Schhh!". Ein strenger Blick kann dabei hilfreich sein. Und ganz wichtig: Widerworte werden nicht geduldet!

Raumnehmen: Die Rückeroberung deines inneren Raums. Ein Beispiel hierfür habe ich im Kapitel ‚Ring of Fire' gegeben. Hierbei geht es darum, aktiv störende Elemente oder Wesen zu verdrängen und sie mit dem Selbstverständnis eines Hauseigentümers aus deinem heiligen Ort zu verbannen. Die Wiederinbesitznahme des eigenen Raumes ist sehr wirkmächtig und ein entscheidender Schritt auf dem Weg zur Rückeroberung der eigenen Gefühlswelt. Diese Art der Selbstermächtigung ist die vielleicht wichtigste Technik von STRUDIA.

Hilfe holen: Du kannst dir Helfer und Verbündete wie Schutztiere, Bodyguards oder ähnliches visualisieren. Wenn du dich in einer Szene einer Herausforderung nicht gewachsen fühlst, kann das ein sehr machtvolles Werkzeug sein, um die Kontrolle zu behalten. Während du dich um das Wesentliche kümmerst, halten deine Helfer den Rest der Szene in Schach oder unterstützen dich aktiv bei allem, was du tust. Das kann sehr hilfreich sein!

Du siehst, es gibt unglaublich viele Möglichkeiten, eine Visualisierung zu gestalten. Vielleicht findest du noch andere und neue Wege. Ich selbst benutze meist nur die oben genannten Techniken, um eine Szene nach meinen Vorstellungen zu beeinflussen, aber deiner Fantasie sind natürlich keine Grenzen gesetzt.

Es ist an dieser Stelle jedoch wichtig zu betonen, dass STRUDIA weit mehr ist als nur Visualisierung. In diesem Kapitel habe ich sehr detailliert erklärt, wie diese Technik funktioniert, doch sie ist lediglich ein Hilfsmittel, um STRUDIA praktizieren zu können. Bei STRUDIA geht es in erster Linie darum, eine Haltung einzunehmen, die aufrecht, selbstbewusst und kraftvoll ist. Das ist entscheidend! Auch die schönste Visualisierung bleibt wirkungslos ohne tiefere Absicht, hier: das Streben nach Abgrenzung und Autonomie. Bei STRUDIA ist Selbstermächtigung das Ziel.

Wie bereits erwähnt, ist eine Visualisierung vergleichbar mit einem Dojo – es ist kein Ort, an dem man sich dauerhaft aufhalten sollte. Nachdem du in deiner inneren Szene aktiv warst, ist es wichtig, diesen mentalen Raum bewusst zu verlassen, ähnlich wie man nach dem Film das Kino verlässt. Es ist ratsam, nach einer Visualisierung nicht sofort aufzuspringen und sich anderen Aktivitäten zuzuwenden. Wahrscheinlich gibt es viele Eindrücke, die es zu verarbeiten gilt, und es ist gut, sich dafür Zeit zu nehmen.

Viel mehr gibt es an dieser Stelle über die Technik der Visualisierung erst einmal nicht zu berichten. Du hast jetzt alle Werkzeuge in der Hand, die du brauchst, um erfolgreich visualisieren zu können. Du bist ausgestattet mit allem, was du benötigst, um deine Ziele zu erreichen: Du hast deine Themen ausgewählt, ein Bild erschaffen, Haltung angenommen und bist bereit, die Welt von STRUDIA zu betreten. Was soll da noch schiefgehen? Es gibt nur eine Sache, die dir jetzt noch in die Quere kommen kann.

FLUGANGST

Die Koffer sind gepackt für die Reise zur endgültigen Genesung, das Ticket ist bezahlt, und den Reiseführer kennst du in- und auswendig. Doch auf dem Weg zum Terminal bekommst du plötzlich weiche Knie. Schlagartig wird dir bewusst, dass ein Flugzeug lediglich durch ein bisschen Unterdruck in der Luft gehalten wird. Und dass dein Selbst, dein ganzes Ich, nur aus einer Ansammlung flüchtiger Gedanken besteht, die niemand denkt außer dir. Und in gewisser Weise ist STRUDIA ein Teil dieser Gedanken. Das scheint dir etwas wenig zu sein, wenn es um etwas so Wichtiges wie deine psychische Gesundheit geht. Du würdest es lieber ‚richtig' machen.

Dazu zwei Dinge. Erstens: Vertraue auf dein Gefühl. Wenn du dich noch nicht bereit fühlst, dich auf diese Weise deinen inneren Gegnern zu stellen, oder wenn du dich für diese Art der Selbsttherapie zu instabil fühlst: Dann tue es nicht. Eventuell könntest du dieses Buch deinem

Therapeuten geben, sodass ihr zusammen, in einem kontrollierten Rahmen, üben könnt. Oder du wartest auf einen besseren Zeitpunkt oder entscheidest dich ganz dagegen. Was auch immer sich für dich richtig anfühlt, ist auch das Richtige. Ignoriere niemals deine innere Stimme – das ist das Wichtigste.

Zweitens: Falls du, so wie ich, schon längere Zeit mit seelischen Herausforderungen zu kämpfen hast, hat möglicherweise dein Selbstvertrauen etwas gelitten: So erging es mir. Nach zahlreichen, aber erfolglosen Versuchen, meine Angst zu bewältigen, begann ich, meinen eigenen Fähigkeiten und noch mehr meiner eigenen Kraft zu misstrauen. Ich dachte, wenn mir schon professionelle Therapeuten und Ratgeber nicht helfen konnten, wie sollte ich dann allein mit meiner Angst fertig werden? Wie sollte eine selbst entwickelte Methode ein Problem lösen, an dem bisher alle anderen gescheitert waren?

Falls dich solche Gedanken plagen, kann ich dir nur raten: Probiere es einfach aus! Fange mit kleinen, harmlosen Themen an und steigere allmählich das Niveau. So kannst du Schritt für Schritt ein Gefühl für deine eigene Stärke und Resilienz entwickeln und deinen persönlichen Raum zurückerobern. Jeden Tag starten und landen hunderttausende Flugzeuge sicher – und Milliarden von Menschen bewahren ihr seelisches Gleichgewicht allein mit der Kraft ihrer Gedanken. Warum sollte das nicht auch bei dir funktionieren? Es gibt keinen einzigen logischen Grund, der dagegenspricht. Kampfkunst für den Kopf funktioniert. STRUDIA ist eine einfache Technik, keine Magie und erst recht keine Esoterik. Autonomie und Abgrenzung helfen gegen Angst und viele andere Dinge, so wie Nackenübungen gegen Nackenschmerzen helfen.

Es ist wirklich trivial.

STRUDIA IN A NUTSHELL

Dies ist ein guter Moment, um die wichtigsten Aspekte von STRUDIA noch einmal kurz zusammenzufassen:

STRUDIA ist eine Technik zur inneren Abgrenzung, die durch eine selbstbewusste und kraftvolle Haltung gegenüber störenden, inneren Anteilen erreicht wird. Diese Haltung wird nicht durch Erkenntnisgewinn erzeugt, sondern durch Visualisierung – der filmischen Darstellung eines inneren Konflikts, bei der man selbst die Regie übernimmt. Ein humorvolles und somit leicht kontrollierbares Szenario kann dabei von Vorteil sein.

Dieser Ansatz ist wirkmächtig, weil Bilder echte Emotionen hervorrufen können, unabhängig davon, ob die Bilder real sind oder nicht. STRUDIA sollte geübt werden, bis sich Autonomie und Abgrenzung wieder natürlich und selbstverständlich anfühlen. Damit niemand das ganze Buch erneut lesen muss, wenn die Situation kritisch wird, hier nochmal die wichtigsten Kernsätze von STRUDIA auf einen Blick. Es empfiehlt sich, sie auswendig zu lernen. Die folgende Seite kannst du ausschneiden (oder ausdrucken, wenn du das E-Book liest) und an einem Ort aufhängen, wo du sie jederzeit sehen kannst.

STRUDIA

KAMPFKUNST FÜR DEN KOPF

STRUKTURIERTE, DISZIPLINIERTE ABGRENZUNG BEDEUTET:

- DEIN KOPF GEHÖRT DIR
- ES WIRD NICHT DISKUTIERT
- DU BIST DER BOSS

UND SO WIRD'S GEMACHT:

- ERSCHAFFE EIN BILD
- NIMM HALTUNG AN
- FILM AB!

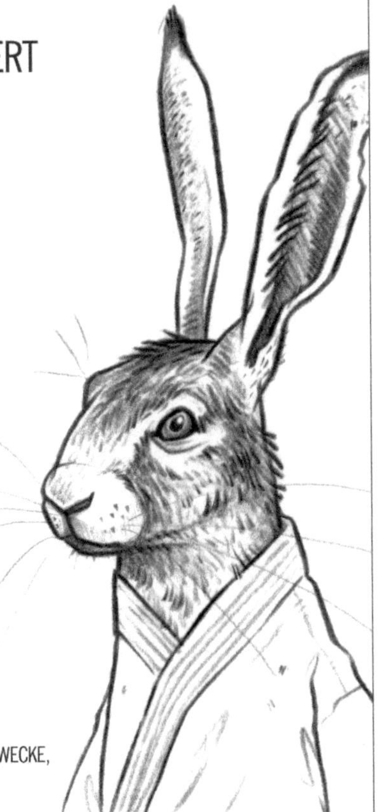

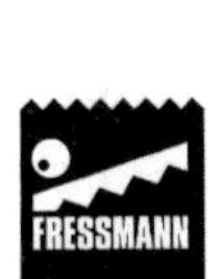

WENN ICH DICH NACHTS UM DREI WECKE,
MUSST DU DAS KÖNNEN.

INNER PEACE

Hundertzwanzig Seiten lang habe ich fast ausschließlich über Disziplin, Arbeit und Training gesprochen, und vielleicht fragt sich jetzt der eine oder die andere, ob es eigentlich auch etwas Schönes zu berichten gibt. Das Buch war schon fast fertig lektoriert, als Anna darauf hinwies, dass noch ein Kapitel fehlt. Nämlich die Antwort auf die Frage: Wenn man schließlich alle seine Monster auf ihren Platz verwiesen hat – was passiert dann? Was ist der Lohn all dieser Mühen?

Und die Antwort lautet: Freiheit. Ruhe. Zuversicht. Innerer Frieden, wie ihn Meister Shifu aus ‚Kung Fu Panda' am Ende des Films auch endlich findet. Dass dieser Frieden fragil bleibt, zeigt sich daran, dass Shifus Auge manchmal noch zuckt, wenn er sein Mantra vom *‚Inner Peace'* wiederholt, aber das ist nur ein schöner kleiner Hinweis darauf, dass die Reise nie wirklich endet. Das wäre ja auch langweilig.

Es gab Zeiten, in denen ich jede Hoffnung verloren hatte, mich jemals wieder normal zu fühlen. In meinen dunkelsten Stunden glaubte ich nicht mehr daran, meine völlig entfesselte, alles verschlingende Angst jemals wieder unter Kontrolle bringen zu können. Ich hatte immer den Traum gehabt, irgendwann eine Lösung für mein Problem zu finden, und mich nicht bis in alle Ewigkeit damit herumschlagen zu müssen. Doch je älter ich wurde, desto mehr schien dieser Traum in Wirklichkeit eine Utopie zu sein. Eine Fata Morgana, die unerreichbar bleiben würde.

Aber der Traum wurde wahr. STRUDIA hat für mich funktioniert. Heute visualisiere ich meine innere Welt manchmal nur noch, damit ich sie durchwandern und die Stille darin genießen kann – um den Raum zu spüren, den ich mir zurückerobert habe. Dieses Gefühl, dass mein Kopf wieder mir gehört, dass nur ich entscheide, wer Zutritt hat und wer nicht, ist unbezahlbar.

Dass meine Angst keine Macht mehr über mich hat und ich mich nicht mehr von Zwangsgedanken quälen lasse, bedeutet nichts anderes als Freiheit. Durch STRUDIA habe ich wiedergefunden, was ich verloren geglaubt hatte: Autonomie. Ich habe eine neue Normalität gewonnen, die sich zugleich ungewohnt und vertraut anfühlt. All die Arbeit, das Training und ja, die lästige Disziplin, all das hat sich gelohnt. Mein Kopf gehört wieder mir. Mein Leben gehört wieder mir.

Das bedeutet nicht, dass auch ich nicht manchmal noch kämpfen muss. Es gibt Tage, da habe ich Mühe, Bilder zu erschaffen, der Regisseur meines eigenen Films zu sein, an mich zu glauben. Wie ich bereits sagte, können innere Anteile nicht zerstört werden, und je nach Weltlage und persönlicher Situation komme ich mal besser, mal schlechter mit ihnen aus. Ich stürze immer noch manchmal in die Dunkelheit, aber die Löcher, in die ich falle, sind weniger tief – und ich klettere schneller wieder hinaus.

Denn der Weg in die Trainingshalle steht immer offen, auch wenn ich auf dem Weg dorthin manchmal einen gefälschten Pass brauche, um an meinen inneren Kontrolleuren vorbeizukommen. Ich muss es nur wollen, und allein diese Tatsache erzeugt eine Art von *‚Inner Peace'* (Nur im Englischen reimt sich das herrlich auf *‚Dinner, please'*, und das beschreibt ziemlich gut den schmalen Grat, auf dem man mit dieser Haltung wandelt).

Was bekommt man für STRUDIA? Inneren Frieden. Nicht mehr und nicht weniger. Und ja, manchmal zuckt da noch ein Auge.

Aber tut es das nicht immer?

OUTRO

Ich habe mir vorgenommen, ein dünnes Buch zu schreiben. Meiner Erfahrung nach enthalten Ratgeber oft zu viele überflüssige Informationen, und es dauert eine Ewigkeit, bis das Wesentliche zur Sprache kommt. Viele der Bücher zum Thema Angst, die ich gelesen habe, hätte man auf wenige Seiten zusammenfassen können. Weitschweifige Beschreibungen waren mir schon immer ein Graus, und genau diesen Effekt wollte ich bei meinen Lesern vermeiden. Ich hoffe, das ist mir gelungen.

Natürlich gibt es zum Thema Angst viel mehr zu sagen, als ich es hier getan habe. Themen wie die körperlichen Auswirkungen von Angst, die Wirksamkeit von Atemübungen zur Beruhigung des Geistes (Spoiler: Einfach mal anders atmen, schon ändert sich der geistige Zustand – auch ein ganz schön magischer Mechanismus) oder die genaue Wirkungsweise eines Traumas wären weitere wichtige Punkte. Ich habe mich jedoch bewusst dagegen entschieden, diese hier ausführlich zu behandeln. Im Anhang findest du eine kurze Liste von Büchern, die sich intensiv mit diesen Themen auseinandersetzen.

Ich praktiziere STRUDIA, weil ich überfordert war und bin von der Komplexität und der Vielschichtigkeit des Phänomens *Angst*. Das Gleiche gilt für das Phänomen *Depression*, das Phänomen *Zwangsgedanken* oder das Phänomen *Sucht*. Und ich glaube, viele Menschen finden gerade deshalb keinen Ausweg aus ihren Zwängen, weil sie – so wie ich – im Tal der unzähligen Möglichkeiten verloren gehen. Weil sie denken – so wie ich –, sie seien zu schwach oder unfähig, ihr Problem allein in den Griff zu bekommen. Und dass genau dieser Glaube ihrer Genesung im Weg steht.

Hilfe in Anspruch zu nehmen, ist wichtig und bisweilen unerlässlich. Doch letztendlich ist man die meiste Zeit seines Lebens mit sich und seinen Gedanken allein. Daher bin ich der festen Überzeugung, dass Selbstermächtigung den zentralen Aspekt eines jeden Heilungsprozesses darstellt, unabhängig von der Art des Problems. Aus diesem Grund habe ich dieses Buch geschrieben.

Autonomie und Abgrenzung – wenn man das beherrscht, ist alles andere ein Kinderspiel.

THE DAY AFTER TOMORROW

Das neue Zeitalter, das gerade beginnt, hätte ich gerne verpasst – Stichwort Künstliche Intelligenz und Klimakatastrophe. Nie zuvor stand unsere Generation solch umfassenden Veränderungen gegenüber. Der radikale Wandel und die Erschütterung alter Sicherheiten und Strukturen können beängstigend sein, und die Liste möglicher Katastrophen ist lang und furchteinflößend.

Für Menschen wie mich, die aufgrund ihrer Biografie eine gewisse Grundangst mit sich herumschleppen, kann das eine enorme Herausforderung darstellen. Es ist ja schon für ‚normale' Leute nicht einfach. Wenn man aber, auch ohne sich in akuter Gefahr zu befinden, ständig Todesangst hat, machen bedrohliche Ereignisse die Sache nicht unbedingt besser.

Wer als Kind einmal über kürzere oder längere Zeit seiner Sicherheit und seines Schutzes beraubt wurde, trägt das Gefühl der Angreifbarkeit ein Leben lang mit sich herum. Auch wenn Besserung möglich ist, bleibt eine Narbe zurück. Ähnlich wie Frodo in ‚Der Herr der Ringe' immer am Jahrestag seiner Verwundung auf der Wetterspitze durch den Ringgeist unter Schmerzen leidet, gibt es für Menschen mit Traumata immer wieder Momente, in denen die Seele wehtut.

Zwar kann eine Therapie helfen, die Anzahl und die Heftigkeit dieser Flashbacks zu reduzieren, aber auch wenn manch einer glaubt, eine vollständige Heilung sei machbar, bin ich der Meinung, dass das nicht möglich ist. Was geschehen ist, bleibt geschehen, und es geht darum, einen guten Umgang damit zu finden.

Ein wesentlicher Aspekt dieses Umgangs ist Offenheit – sowohl sich selbst als auch anderen gegenüber. Nichts ist schädlicher für die geistige Gesundheit als der Versuch, eine vermeintliche Schwäche vor sich selbst und der Welt zu verstecken. Abgesehen davon, dass dies meist ohnehin nicht gelingt, ist bereits die Idee, sich auf diese Art schützen zu wollen, falsch. In ‚Game of Thrones' gibt Tyrion Lannister dem Bastard Jon Snow einmal den Rat, seine uneheliche Herkunft nicht zu leugnen oder zu verstecken: „Vergiss nie, was du bist. Der Rest der Welt tut's auch nicht. Trage es wie eine Rüstung, dann kann man dich nie damit verletzen." Mehr gibt es zu dem Thema eigentlich nicht zu sagen. Außer vielleicht, dass die Rüstung schön glänzen sollte (siehe das Kapitel ‚Schiffbruch mit Tiger').

Sich vor der Welt zu verstecken, macht ebenso wenig Sinn, wie die Augen vor ihr zu verschließen. Denn selbst wenn es zum Schlimmsten kommen sollte – Krebs, Faschismus, globale Klimakatastrophe, oder wenn der Herd doch noch an war: Das Leben geht weiter. Die Zeit bleibt schließlich nicht stehen, auch wenn eine Katastrophe eintritt. Es gibt immer ein ‚Danach', und keine Angst der Welt ändert etwas an der Möglichkeit, dass schlimme Dinge geschehen könnten. Die Wahrheit ist aber auch, dass es nicht zum Schlimmsten kommen muss. Die Zukunft ist ungeschrieben, wie man so schön sagt. Und obwohl es manchmal so scheint, als hätten wir keinen Einfluss darauf, schreiben wir an dieser Zukunft doch mit, jeden einzelnen Tag.

Ich wäre dann so weit.

DANKE

Der größte Dank für STRUDIA gebührt Anna. Ohne sie gäbe es dieses Buch nicht. In unzähligen Gesprächen hat sie mir all ihre geistigen Griffe, Hebel und Würfe erklärt, ihre innere Welt mit mir geteilt und darüber mit mir diskutiert, bis ich eine Sprache gefunden hatte für das, was wir da machten. Das hat mein Leben verändert. Danke, Superhase.

Der zweitgrößte Dank gebührt Tino Hanekamp. Seine Akribie und die positive und ehrliche Haltung, mit der er das Buch lektoriert hat, haben mir die Tränen in die Augen getrieben. Als ein Fan von ihm der ersten Stunde war es mir eine Ehre, dass er sich dieser Aufgabe angenommen hat. Ohne Tino wäre das Buch nur halb so gut, und es wären *mindestens* doppelt so viele Wörter kursiv gedruckt.

Ein weiterer großer Dank geht an Jules Wenzel, deren Hasen-Illustration die Kirsche auf der Torte ist. Besser hätte man STRUDIA nicht visualisieren können.

Danke an Gisbert und Phil, die das Buch vorab gelesen und so hilfreiche wie konstruktive Kritik geübt haben, an Jonas Westhoff für das schnellste Korrektorat der Welt und natürlich und ganz besonders danke ich meinen großartigen Crowdfunding-Supportern, die das Buch vorbestellt haben, ohne zu wissen, was darinstehen würde. Eure jahrelange Unterstützung bedeutet mir sehr viel.

Und – einen großen Dank an meine Jungs, einfach nur, weil es euch gibt. Ihr seid die Besten.

ERSTE HILFE

Auf den folgenden Seiten findest du einige Adressen und Telefonnummern, an die du dich wenden kannst, wenn du psychische Probleme oder Sorgen hast, mit freundlicher Unterstützung der Stiftung Gesundheitswissen (stiftung-gesundheitswissen.de).

Grundsätzlich gilt: Wenn es dir schlecht geht, wende dich zunächst an jemanden aus deinem engeren Umfeld, dem du vertraust – Freunde, Eltern, Familie. Auch dein Arzt kann ein möglicher Ansprechpartner sein. Falls du dich in deinem persönlichen Umfeld niemandem anvertrauen möchtest oder kannst, gibt es zahlreiche andere Hilfsangebote.

Nummer gegen Kummer

Eine spezielle Anlaufstelle für Kinder und Jugendliche ist die ‚Nummer gegen Kummer', erreichbar unter 116 111.

Diese bietet von Montag bis Samstag anonyme und kostenlose Beratung, jeweils zwischen 14 und 20 Uhr.

Krisentelefon der TelefonSeelsorge

Unter den Rufnummern 0800 1110111 und 0800 1110222 erhältst du ebenfalls Soforthilfe. Diese Hotline ist 24 Stunden erreichbar, anonym und kostenlos. Die ‚TelefonSeelsorge' bietet auch Mail-, Chat- und persönliche Beratungen an. Für muslimische Anrufer gibt es zudem ein spezielles Seelsorgetelefon, das rund um die Uhr unter 030 443509821 erreichbar ist.

Notruf 112

Solltest du unsicher sein, ob es sich bei deinen Symptomen um eine Panikattacke oder einen Herzinfarkt handelt, oder wenn du einfach nicht mehr weiterweißt, wähle die 112. Bereits am Telefon kümmert sich jemand um dich und bleibt zur Not so lange in der Leitung, bis ein Rettungsteam vor Ort ist.

Psychiatrische Kliniken

Die Stiftung Deutsche Depressionshilfe bietet auf ihrer Website eine Schnellsuche für Kliniken und Anlaufstellen mit Schwerpunkt Psychiatrie und Psychotherapie an. Du kannst dort deinen Wohnort eingeben und erhältst eine Liste von Einrichtungen in deiner Nähe. Auf der Website kannst du auch Krisendienste und Beratungsstellen in der Umgebung finden.

therapie.de

Auf der Webseite therapie.de gibt es neben zahlreichen Informationen ebenfalls die Möglichkeit, Therapeuten im Umkreis über eine Postleitzahlensuche zu finden. Gut zu wissen: Jeder niedergelassene Psychotherapeut ist grundsätzlich dazu verpflichtet, Sprechstunden für Menschen, die nach einer Therapie suchen, anzubieten. Für die Vereinbarung eines Termins ist es ratsam, direkt in der Praxis deiner Wahl anzurufen. Alternativ dazu bietet die Kassenärztliche Bundesvereinigung unter der Telefonnummer 116 117 einen Terminservice an.

Beratungshotline ‚Seelische Gesundheit'

Die Robert-Enke-Stiftung hat in Zusammenarbeit mit der Klinik für Psychiatrie, Psychotherapie und Psychosomatik der Uniklinik RWTH Aachen eine Beratungshotline ins Leben gerufen. Diese steht nicht nur Leistungssportlern zur Verfügung, die unter psychischen Störungen leiden, sondern auch anderen Personen, die Hilfe benötigen. Die Hotline ist unter der Rufnummer 0241 8036777 erreichbar und bietet von Montag bis Freitag von 9 bis 12 Uhr sowie 13 bis 16 Uhr Unterstützung an.

Deutsche Depressionshilfe

Die Stiftung Deutsche Depressionshilfe bietet ein Informations-Telefon zum Thema Depression, erreichbar unter der Nummer 0800 3344533. Die Hotline ist von Montag bis Freitag verfügbar, jeweils von 8.30 bis 12.30 Uhr am Mittwoch und Freitag sowie von 13.00 bis 17.00 Uhr am Montag, Dienstag und Donnerstag. Dort sind auch Informationen über Anlaufstellen bei psychischen Problemen erhältlich.

Du siehst, es gibt zahlreiche Hilfsangebote, und die hier aufgeführten sind nur ein kleiner Teil davon. Scheue dich nicht, diese Unterstützung zu suchen. Es ist der erste und wichtigste Schritt auf dem Weg zur Besserung.

LITERATUR

Für alle, die sich näher mit dem Thema Angst und Trauma beschäftigen wollen, gibt es hier ein paar ausgesuchte Buchempfehlungen.

Bessel van der Kolk: ‚Verkörperter Schrecken: Traumaspuren in Gehirn, Geist und Körper und wie man sie heilen kann' – G. P. Probst, Lichtenau; 9. Edition (22. Januar 2024) ISBN-13 978-3944476131

Luise Reddemann, Cornelia Dehner-Rau: ‚Trauma verstehen, bearbeiten, überwinden' – TRIAS; 6. Edition (5. Februar 2020) ISBN-13 978-3432111049

Wer sich dem Thema Angst etwas allgemeiner nähern möchte, dem sei das folgende Buch empfohlen. Ich finde es immer noch fantastisch, obgleich es schon etwas älter ist:

Fritz Riemann: ‚Grundformen der Angst‘ – Ernst Reinhardt Verlag; 47. Edition (17. Januar 2022) ISBN-13 978-3497024223

Darüber hinaus gibt es unzählige weitere Veröffentlichungen zum Thema Angst und Trauma. Ich habe nicht alle gelesen und fürchte mich nach wie vor davor, in den Weiten der Überinformation verloren zu gehen. Falls du aber ein Buch kennst, von dem du glaubst, dass es in diese Liste gehört, schreib mir gerne eine E-Mail an hallo@strudia.de.